小児のうつと不安

―診断と治療の最前線―

著者 傳田 健三
北海道大学 助教授

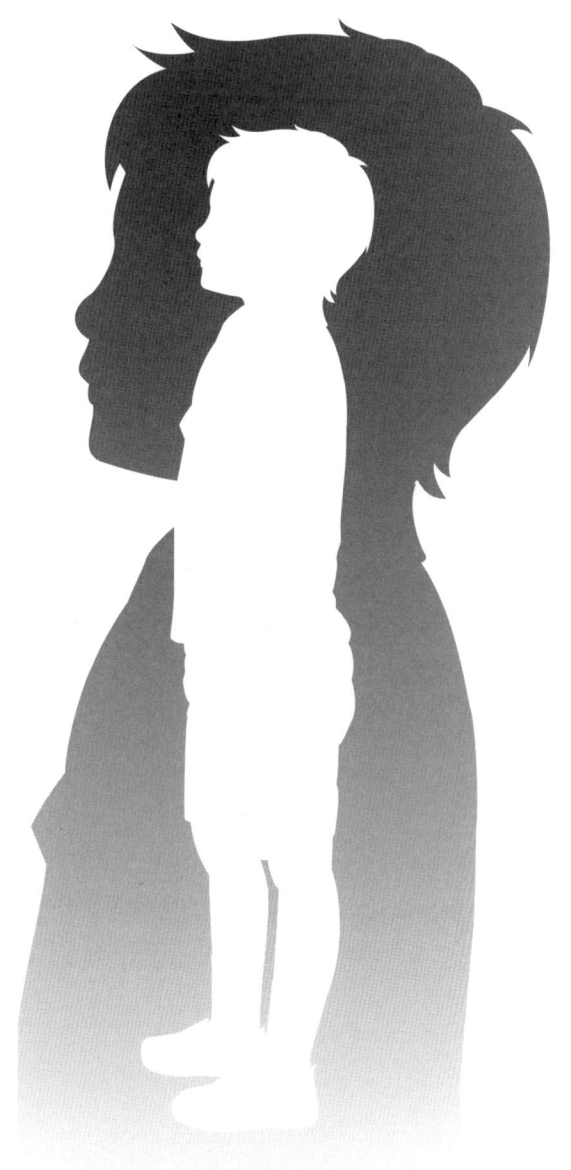

株式会社 新興医学出版社

序にかえて

　本書を出版しようと考えた理由は以下の三点である。

　第一に，大人のうつ病や不安障害などのうつと不安を主症状とする疾患が，近年急激に増えている現状があることである。

　心理社会的ストレスが増大していることがその背景に存在すると考えられる。いま，私たちは「うつと不安の時代」に生きているということができるだろう。

　第二の理由は，臨床で出会う子どもたちも，このような世の中の変化を敏感に感じとり，確実に変わりつつあるという実感があることである。

　マスメディアは子どもの事件や犯罪をやや性急に取り上げ，現代の子どもたちが凶悪化しているかのような報道を行っているが，はたしてそうだろうか。臨床医としては，子どもたちも大人と同様に，うつと不安を中心とした病態を呈するようになってきたというのが実感なのである。

　第三の理由として，そのような状況にもかかわらず，わが国では，子どものうつ病や不安障害はほとんど取り上げられてこなかった現実があることである。

　近年，欧米を中心に子どものうつ病や不安障害が一般に認識されているよりもずっと多く存在するということが明らかになってきた。しかも，従来考えられてきたほど楽観はできず，適切な治療が行われなければ，青年あるいは大人になって再発したり，他のさまざまな障害を合併したり，対人関係や社会生活における障害が持ち越されてしまう場合も少なくない。いまやこれらの疾患を正確に診断し，適切な治療と予防を行うことが急務となっている。

　言うまでもなく，子どもの対人関係や社会生活に対する不適応の問題を，何でも精神疾患と関連づけることには慎重でなければならない。しかし，不適応を起こして落ち込んだり，引きこもったり，自殺を試みたりする子どもを，いま一度，うつ病や不安障害という視点から検討する必要もあるのではないかと思うのである。

　本書では，小児のうつと不安，特にうつ病と不安障害（パニック障害，社会不安障害，強迫性障害，外傷後ストレス障害：PTSD）の診断，臨床的特徴，およびその最新治療について述べてみたいと思う。

　なお，本書で紹介した症例については，プライバシー保護のため，自験例の中から抽出された問題点を中心に再構成したものであり，現実の症例とは異なるものであることをお断りしておきたい。

傳田　健三

目 次

第1章 小児のうつ病 — 1

Ⅰ．小児のうつ病は見逃されてきた — 3
- A 小児のうつ病は決してまれではない — *3*
- B なぜ小児のうつ病は見逃されてきたのか — *3*
- C 軽症うつ病の増加 — *4*

Ⅱ．小児・思春期のうつ病の基本的事項—疫学，成因，経過・予後— — 6
- A 疫　学 — *6*
- B 成　因 — *7*
- C 子どものうつ病の経過・予後 — *12*

Ⅲ．小児のうつ病の診断と臨床症状 — 16
- A 単なる落ち込みとうつ病はどう違うのか — *16*
- B DSM-Ⅳのうつ病診断 — *18*
- C 何が本質的な症状なのか — *18*
- D 小児のうつ病の臨床的特徴 — *20*
- E 大学病院を受診する小児のうつ病 — *23*
- F 小児のうつ病にはさまざまな合併症状が伴う — *24*
- G 鑑別診断 — *24*

Ⅳ．症例呈示 — 28
- A 大うつ病性障害 — *28*
- B 気分変調性障害 — *30*
- C 摂食障害と合併した軽症うつ病 — *31*
- D 双極性障害（躁うつ病） — *32*

Ⅴ．わが国の小・中学生に抑うつ傾向はどのくらい存在するのか — 35
- A 小・中学生の抑うつ傾向に関する実態調査 — *35*
- B わが国の小・中学生における高い抑うつ傾向 — *35*
- C 小・中学生の抑うつ症状の特徴 — *36*
- D わが国の小・中学生におけるうつ病の有病率 — *39*
- E 高い抑うつ傾向の意味 — *39*

Ⅵ．小児のうつ病の治療 — 42
- A 初回面接の重要性 — *42*
- B どのようなときに「うつ」を疑うか — *43*

	C 治療の概略	44
	D 精神療法的アプローチ	45
	E 認知療法的アプローチ	48
	F 薬物療法	51
	G 家族はどのように対応すべきか	56
	H 教師はどのように対応すべきか	57
	I うつ病の予防について	59

Ⅶ. 小児のうつ病と現代社会 ─ 61

	A 現代社会は子どもにどんな影響を与えているのか	61
	B なぜ現代社会においてうつが増えているのか	62
	C 現代の子どもにとって，うつは何を意味するのか	63

第2章 小児の不安障害 ─ 67

Ⅰ. 小児の不安障害とはどんな病気なのか ─ 69

Ⅱ. 分離不安障害 ─ 70

	A 分離不安障害とはどんな病気なのか	70
	B 分離不安障害の臨床的特徴	71
	C 症例呈示	72
	D 分離不安障害の治療	75

Ⅲ. パニック障害 ─ 78

	A パニック障害とはどんな病気なのか	78
	B パニック障害の基本的事項─疫学，経過・予後─	81
	C 症例呈示	82
	D パニック障害の治療	83

Ⅳ. 社会不安障害 ─ 88

	A 社会不安障害とはどんな病気なのか	88
	B 社会不安障害の基本的事項─疫学，成因─	90
	C 社会不安障害とはどんな症状がでるのか	91
	D 症例呈示	94
	E 社会不安障害の治療	96

Ⅴ. 強迫性障害 ─ 99

	A 強迫性障害とはどんな病気なのか	99
	B 小児の強迫性障害の特徴	100
	C 強迫性障害の基本的事項─疫学，成因，経過・予後─	101
	D 症例呈示	104
	E 強迫性障害の治療	105

Ⅵ. 外傷後ストレス障害（PTSD）―――――――――――110
- A PTSD とはどんな病気なのか……………………… *110*
- B PTSD の基本的事項―歴史，疫学，成因―……… *112*
- C 小児の PTSD はどんな症状が出るのか…………… *113*
- D 症例呈示………………………………………………… *115*
- E PTSD の治療…………………………………………… *117*

あとがき ――――――――――――――――――― 121

索引 ――――――――――――――――――――― 123

第1章

小児のうつ病

Ⅰ. 小児のうつ病は見逃されてきた
Ⅱ. 小児・思春期のうつ病の基本的事項
　　―疫学，成因，経過・予後―
Ⅲ. 小児のうつ病の診断と臨床症状
Ⅳ. 症例呈示
Ⅴ. わが国の小・中学生に抑うつ傾向は
　　どのくらい存在するのか
Ⅵ. 小児のうつ病の治療
Ⅶ. 小児のうつ病と現代社会

I. 小児のうつ病は見逃されてきた

A 小児のうつ病は決してまれではない

　1980年以前，小児のうつ病はほとんど脚光を浴びることなく，きわめてまれな疾患であると考えられてきた。しかし，DSM-Ⅲ（アメリカ精神医学会の診断基準）[1]に代表される操作的診断基準が用いられるようになると，大人と同じ抑うつ症状をもつ子どもの存在が注目されるようになり，小児のうつ病がこれまで認識されているよりもはるかに多く存在することが明らかになってきた。欧米の疫学研究によると，一般人口における子どものうつ病の有病率は0.5～2.5％，青年期では2.0～8.0％にのぼる。

　それだけでなく，最新の研究によれば，小児のうつ病は従来考えられてきたほど楽観はできず，適切な治療が行われなければ，大人になって再発したり，他のさまざまな障害を合併したり，対人関係や社会生活における障害が持ち越されてしまう場合も少なくないと考えられるようになった。今や小児のうつ病をきちんと診断し，適切な治療と予防を行うことが急務となっているのである。ところがわが国においては，児童精神科医の間でさえ，小児のうつ病に対する認識は依然乏しく，現在でも小児のうつ病という現象は見逃されていると言わざるを得ない[2,3]。

B なぜ小児のうつ病は見逃されてきたのか

　わが国において小児のうつ病が見逃されてきたのは，次の三つの要因が関与していると思われる[2]。それは第一に，「子どもに大人のうつ病と同じ内因性のうつ病が存在するはずがない」という先入観である。大人における悲哀，絶望感に満ちた重症の内因性うつ病の病像と，子どもの悲しいことがあっても，次の日にはケロッとしているいたいけな姿が簡単には結びつかなかったと考えられる。大人になって振り返ると，子ども時代は一般に，うつ病とは無縁の楽しい幸せな時代として思い起こされるからである。

第二の要因としては，子どものうつ病は一見するとうつ病に見えないことである。うつ病といえば，見るからに元気がなく，いかにも憂うつな表情で，口数も少なく，うなだれていると思われがちだが，それはかなりの重症の場合のみであり，子どものうつ病のほとんどを占める軽症うつ病においては，むしろ穏やかに，ごく普通の表情で，ときには笑顔を交えながらきちんと話をすることができる子どもが多いのである。そのため，家族や教師，あるいは子どもを目の前にした診察者でさえ，少し元気がないくらいにしか認識できず，本人がうつ病にかかり，苦しんでいることに気づかないことがまれではない。このことは，特にわが国の子どもは，抑うつ気分を積極的には表現しないこととも関連しているように思われる。

　また，子どものうつ病は，はじめは身体症状（からだのだるさ，食欲不振，頭痛，腹痛など）や行動の問題（不登校など）が主体であったり，他の障害（摂食障害，不安障害，強迫性障害など）に合併したりして出現することが少なくない。そのため，本人の訴えや周囲の注意が身体症状や行動の問題，あるいは他の障害に向いてしまい，うつ症状が隠されてしまったり，見えにくくなってしまったりしていることがある。

　第三の要因は，「子どもの不適応の問題は教育病理や社会病理に起因する」という考え方である。この考え方自体が間違っているわけではない。しばしばマスコミに取り上げられる不登校，いじめ，引きこもりなどの問題が，わが国の教育制度や社会文化的要因と密接に関連することは言うまでもないことである。学校に行かない子どもたちが社会問題とされてきた当初，その原因を子どもの性格の弱さ，分離不安，あるいは母親の過保護・過干渉や父親の不在といった家庭の問題に求めようとする考え方があった。しかし，学校に行かない子どもたちが急増し，きわめて一般的な事柄になっていくにつれ，その原因を個人の精神病理や家族の病理に還元することにさまざまな矛盾があることに気づかれるようになっていった。そして，「不登校」を従来の精神医学的枠組みの中だけでとらえていくことに対して問題提起がなされ，現代の社会の病理や教育の病理が重視されるようになり，「不登校」という現象は，これまでの社会規範からの積極的な逸脱行動であり，子どもにとっては，周囲の現実に対する「異議申し立て」という主体的な行動であると考えられるようになっていったのである。

　しかしながら，学校へ行かず家に引きこもることにより，二次的に気力がなくなったり，趣味も楽しめなくなったり，食欲が減退したり，気分が落ち込んだりする子どもたちにも，ときに出会うことがあった。しかし当時は，社会や教育の病理にとらわれるあまり，彼らは元気がないという認識はあったが，内因性のうつ病を合併していることは見逃していた可能性は否定できない。小児・思春期のうつ病は軽症うつ病が多い。そのため見逃されやすく，性格の問題といわれたり，怠けていると誤解されたりする可能性があるのである。

C 軽症うつ病の増加

　近年，「不登校」や「引きこもり」という問題を抱えて精神科を受診する子どもたちが増えてきた。また，不安障害や摂食障害などに付随する形で不登校の問題を呈してくる子どもたちも増え

ている。そのような子どもたちを診察していると，軽症うつ病を合併していることが少なくないことに気づくようになった。

　子どもだけでなく大人にもいえることであるが，実地臨床において軽症うつ病が急激に増加している印象がある。そこで，最近5年間に私の勤務する大学病院を受診した児童，青年期症例のカルテをすべて調査してみた[4]。その結果，17歳以下の全410例中，気分障害に該当した症例はなんと111例にのぼり，全体の27%を占めていたのである。この数値は予想をはるかに上回るものであった。

　また，詳しくは後述するが，札幌市，千歳市，岩見沢市の一般の小・中学生を対象として，2万人あまりに調査票を配り，子どもの抑うつ傾向に関する大規模な実態調査を行った[3,5]。その結果，抑うつ評価尺度の平均得点は，これまでの欧米の報告よりも明らかに高く，カットオフスコアを超えた抑うつ傾向を有する子どもたちの割合も非常に高い値を示したのである。もちろん，抑うつ評価尺度で高得点であった子どもたちが皆うつ病というわけではないが，一般の小・中学生の中にも抑うつ傾向を有する子どもたちが予想以上に存在する事実は衝撃的であった。

　言うまでもなく，子どもの不適応の問題を何でも精神障害と関連づけて考えることには慎重でなければならない。しかし，不適応を起こして落ち込んだり，引きこもったり，自殺を試みたりする子どもたちを，今一度，うつ病という視点から検討する必要もあるのではないかと思うのである。

■ 文　献

1) American Psychiatric Association：Diagnostic and Statistical Manual of Mental Disorders, 3rd edition（DSM-Ⅲ）. American Psychiatric Association, Washington, DC, 1980
2) 傳田健三：子どものうつ病―見逃されてきた重大な疾患―. 金剛出版, 東京, 2002
3) 傳田健三：子どものうつ, 心の叫び. 講談社, 東京, 2004
4) 傳田健三, 佐々木幸哉, 朝倉　聡他：児童・青年期の気分障害に関する臨床的研究. 児童青年精神医学とその近接領域 42：277-302, 2001
5) 傳田健三, 賀古勇輝, 佐々木幸哉他：小・中学生の抑うつ状態に関する調査―Birleson 自己記入式抑うつ評価尺度（DSRS-C）を用いて―. 児童青年精神医学とその近接領域 45：424-436, 2004

II. 小児・思春期のうつ病の基本的事項
― 疫学，成因，経過・予後 ―

A 疫 学

1. 一般人口におけるうつ病の有病率

1980年に米国のEpidemiologic Catchment Area（ECA）研究がスタートし，一般人口における精神疾患の疫学調査が実施されるようになった。各国においてこれまで行われた一般人口における大うつ病性障害の有病率をまとめると，時点有病率1.0～4.9％，6ヵ月有病率2.2～5.3％，1年有病率2.6～10.3％，生涯有病率3.3～17.1％となっている[1]。

2005年，米国のNational Epidemiologic Surveyにおいて，もっとも大規模で新しい疫学調査が報告された[2]。43,000人に面接を行い，大うつ病性障害の有病率と併存精神障害について検討が行われた。その結果，1年有病率は5.28％，生涯有病率は13.23％であった。また，併存精神障害としては，物質依存，パニック障害，全般性不安障害および種々の人格障害が認められたという。また，発症年齢は図1に示すように，12歳から急激に増加しており，16歳では大人の割合とほぼ同じということができる。

2. 子どものうつ病の有病率

表1に子どものうつ病の有病率の報告を示した[3]。これによると，有病率は1.8～8.9％とさまざまである。また，対象の年齢も報告によって異なっている。ハリントン[4]は気分障害の総説において，これまでの研究をまとめると，うつ病の有病率（6ヵ月）は，児童期（12歳未満）では0.5～2.5％，青年期（12～17歳）では2.0～8.0％の範囲にあると述べている。

3. 子どものうつ病の性差

大人のうつ病においては，生涯有病率は男性が5～12％，女性が10～25％であり，時点有病率

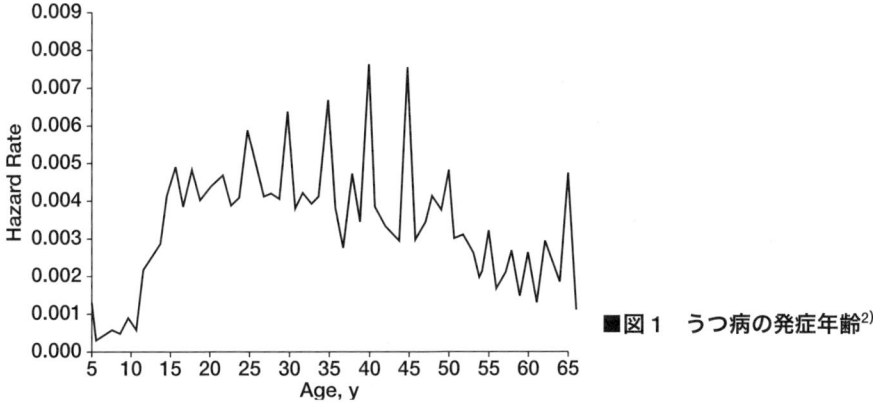

■図1 うつ病の発症年齢[2]

Hasin DS, Goodwin RD, Stinson FS, et al : Epidemiology of major depressive disorder : Results from the National Epidemiologic Survey on alcoholism and related conditions. Arch Gen Psychiatry 62 : 1097-1106, 2005

■表1 子どものうつ病の有病率[3]

報告者	発表年	調査国	評価法	診断基準	患者数	年齢範囲	有病率
Kashani, et al.	1983	ニュージーランド	DISC	DSM-III	251	9	4.3
Anderson, et al.	1987	ニュージーランド	DISC	DSM-III	786	11	1.8
McGee, et al.	1990	ニュージーランド	DISC	DSM-III	943	15	4.2
Bird, et al.	1988	プエルトリコ	DISC	DSM-III	224	9〜16	8.0
Cohen, et al.	1993	アメリカ	DISC	DSM-III	975	1〜10	3.4
Cohen, et al.	1993	アメリカ	DISC	DSM-III	776	9〜18	3.4
Cohen, et al.	1993	アメリカ	DISC	DSM-III	776	11〜20	2.8
Cosrello, et al.	1988	アメリカ	DISC	DSM-III	300	7〜11	2
Cosrello, et al.	1993	アメリカ	DISC	DSM-III	278	12〜18	3.1
Kashani, et al.	1979	ニュージーランド	DISC	DSM-III	103	7〜12	1.9
Kashani, et al.	1993	ニュージーランド	DISC	DSM-III	150	14〜16	8
Cooper, et al.	1995	イギリス	DISC	DSM-III	368（女子）	11〜16	8.9

Angold A, Costello EJ : The epidemiology of depression in children and adolescents. In : Goodyer IM (Ed) : The depressed child and adolescent ; Developmental and clinical perspectives. Cambridge University Press, Cambridge, pp127-147, 1995

は男性で2〜3％，女性で5〜9％と報告されており，女性は男性の約2倍の有病率である[5]。双極性障害においては，性差は報告されていない。

子どものうつ病の性差は児童期（12歳未満）ではほとんどみられないが，青年期（12〜17歳）になると女性の割合が多くなり，次第に大人と同様の性差がみられるようになっていく[6]。

B 成因

うつ病はどうして起こるのか，その成因はいまだに明らかではない。現在までのところ，うつ

病はさまざまな要因が複雑に関連して生ずる疾患であると考えられている。その要因としては，1．生物学的要因，2．心理的要因，3．社会的要因の三つにまとめることができる。それぞれの要因について，現在まで明らかになっている事柄について述べてみたい。

1. 生物学的要因

うつ病の成因・病態の解明に関する研究は，精神疾患に対する生物学的研究の急速な発展に伴い，広範囲で多様なアプローチが行われるようになった。ここでは，生化学・薬理学的研究と遺伝学的研究について述べてみたい[6,7]。

1）生化学・薬理学的研究

a. モノアミン欠乏仮説

うつ病の生化学的研究は，モノアミン酸化酵素阻害薬（MAOI）がうつ病治療に有効であること，降圧剤レセルピンが副作用としてしばしばうつ状態を引き起こすこと，さらには三環系抗うつ薬イミプラミンがシナプス間隙のモノアミンを増加させることなどから，モノアミン（ノルアドレナリン，セロトニン，ドーパミン）とその受容体を中心に精力的な検討が行われてきた。1960年代には，うつ病では脳内のモノアミンが欠乏しており，抗うつ薬はモノアミンの再取り込みを阻害することで，不足しているシナプス間隙のモノアミンを増やしてうつ病の改善を図るという「モノアミン欠乏仮説」が提唱された。

b. モノアミン受容体感受性亢進仮説

1970年代には，抗うつ薬の慢性投与により，β受容体結合数の減少やセロトニン（特に5-HT$_2$）受容体結合数の減少が生じることが明らかになった。うつ病ではこれらの受容体の感受性が亢進しており，抗うつ薬を慢性投与することで，その感受性が正常化されるという「モノアミン受容体感受性亢進仮説」が提唱されるようになった。この仮説は抗うつ薬を慢性投与することにより，初めて臨床効果が発現するという薬理効果をうまく説明することができた。この仮説にはノルアドレナリンとセロトニンの二つの考え方がある。

c. 細胞内情報伝達系における異常仮説

この仮説は，アミンあるいはアミン受容体に気分障害の成因機序を求めるのではなく，受容体以後の情報伝達系の障害を重視する考えである[7〜9]。抗うつ薬は，脳の特異的神経伝達物質—受容体機能の活動に急性変化をもたらし（シナプス間隙のノルアドレナリンの増加，後シナプスのβ受容体の down-regulation），その変化は引き続いて細胞内シグナル伝達経路へと波及し，最終的には遺伝子発現を調節する。このような遺伝子発現の変化は，ある種の神経細胞の機能を調節する蛋白の発現に影響を与えるようになり，標的ニューロンの機能的特性に長時間持続する変化をもたらす。すなわち，抗うつ薬の長期投与は cAMP 系を介して，あるいは Ca^{2+} 依存性キナーゼを介して，転写因子である CREB（cAMP 応答因子結合蛋白）を活性化する。抗うつ薬によって

CREBのリン酸化が誘導されるのに要する時間は，抗うつ薬の治療効果発現に必要な時間によく一致する（10～21日）。CREBの活性化はBDNF（脳由来神経栄養因子）の遺伝子発現を促す。BDNFは，セロトニンやノルアドレナリン神経の生存維持および機能にかかわっていると考えられており，抗うつ薬治療にも深くかかわっている可能性がある。

2）遺伝学的研究

臨床遺伝学的研究には，家系研究，双生児研究などの方法がある。うつ病の家系研究として，大うつ病性障害と診断された患者（発端者）の親族（両親，子ども，兄弟）における大うつ病性障害および双極性障害の有病率が数多く報告されている[9,10]。大うつ病性障害と診断された発端者の親族の大うつ病性障害有病率は11.0～14.9％であり，対照群より1.5～3.1倍も罹患しやすいという結果であった。双極性障害の有病率も1.0～2.3％であった。また，発端者が双極性障害の場合，一親等の双極性障害発症率は5～10％とされ，一般人口での発症率（0.5～1.5％）に比べて，約7倍にも及ぶことが指摘されている[11]。このように，大うつ病性障害，双極性障害ともに遺伝的要因が関連していること，双極性障害のほうが遺伝的要因はより強いということが明らかになっている。

双生児研究とは，双生児の一方にうつ病が起こった場合，他方の双生児にもうつ病が生じる率（一致率）を調べる方法である。一般に，遺伝子がまったく同一であると考えられる一卵性双生児では，遺伝的要因が強い疾患であればそれだけ一致率は高くなる。大うつ病性障害については，一卵性双生児の一致率は46％，二卵性双生児の場合は40％であり，両者の間に差は認められなかった[9]。一方，双極性障害の一致率は，一卵性双生児で40～60％と高いのに対し，二卵性双生児では10％前後にとどまっている[3]。しかしながら，一卵性双生児の一致率においても100％ではないことから，発症に環境要因も重要な役割を演じていることがわかる。

2. 心理的要因

1）病前性格

わが国では，下田[12]が躁うつ病患者の性格傾向として「執着性格」をあげ，ドイツのテレンバッハ[13]はうつ病の病前性格として「メランコリー親和型性格」を提唱した。両者は発想も視点も異なっているが，具体像は大変よく似ている。その特徴は，几帳面，真面目，正直，凝り性，強い正義感や義務感，責任感，仕事に熱心，勤勉，良心的，秩序を重んじる，義理堅い，他人への配慮を怠らない，人と争わない，などである。下田によると，この性格傾向は躁うつ病の病相期の発現に大きな役割を果たしているという。たとえば，過労を強いられるような状況があると，正常者では情緒の消退や意欲の減退が起こって，自ら休養をとるようになる。ところが，執着性格者は疲弊に抵抗して活動を続けるため，その疲弊は頂点に達し，その時点で疾病への逃避反応として，躁状態またはうつ状態が発現するという。

最近のうつ病の病前性格の研究としては，佐藤[14]が，これまでに発表された前向き研究（prospective study) の結果をまとめて，双極性障害の病前性格は正常者の人格とほとんど相違しないこと，うつ病の病前性格は神経症傾向あるいはそれと類似した人格傾向によって特徴づけられていることを指摘している。また，この神経症傾向については，他の精神障害や心身症などの患者でも病前性格としては高く，幅広い精神障害を特徴づける非特異的な性格傾向であると考えられるため，うつ病の病前性格には特異的なものはない可能性が強いという指摘もできると論じている。

子どものうつ病の病前性格についても，執着性格あるいはメランコリー親和型性格に共通する側面をもつ子どもが少なくないという印象があるが，それを実証する研究はほとんどないと言わざるを得ない。

2）発症の誘因（ライフイベント）

うつ病には，特別な心理・社会的要因が存在しなくても，つまり何の誘因もないのに，定型的な抑うつ症状が，徐々にあるいは急速に出現して，一定期間続いた後，再び特に理由なく軽快ないし完全に消失するタイプもある。反面，発症に先立って，心理・社会的な誘因が存在する場合もまれではない。

うつ病発症には，どのような生活上の出来事（ライフイベント）が誘因となることが多いのだろうか。わが国では，男性は仕事の過労，職場の配置転換（昇進，転職，就職），精神的打撃，経済問題などであり，女性は妊娠，出産，家庭内葛藤，家族成員の移動（死亡，別居，誕生，同居人の構成の変化など），近親者の死亡，病気などであった[15]。海外では，発症率の高い個人イベントとしては，暴行，重大な結婚上の問題，離婚・破局，失職，親友を失うなどであり，近親者に関するイベントとしては，親の死亡，親や子と共有した重大な困難事，同胞の重病などが挙げられている[16]。

3. 社会的要因

1）社会環境の変化

うつ病の増加の要因の一つとして，社会環境の変化が挙げられる[17]。まず，社会構造の変化としては，都市化，近代化が進み，第一次・二次産業の減少と第三次産業の増加という現象がみられる。サービス業中心の社会構造は，複雑な対人関係のストレスを明らかに増大させたといえるだろう。また，封建的，権威的社会構造が衰退し，価値観が大きく変化している。自由度の拡大した社会では，むしろ人生の目的を見い出しにくい人も少なくないと思われる。一方，経済状況としては，長い不況が続き，失業者が急増している。心理的負担は増大する一方である。また，核家族化，地域共同体の解体によって，孤独感を感じる人も少なくないだろう。さらに，機械文明の高度化や競争原理の激化は，人々の情緒的な交流を妨げ，人間相互の孤立を深めることになっていると考えられる。

2）病前性格—発病状況論

　笠原・木村は、「病前性格—発病状況—病像—治療への反応—経過」の5項目の組み合わせに基づく多元的な分類を提唱した[18]。そして上記のような、執着気質やメランコリー親和型性格の人が、状況の変化（以前から慣れ親しんできた生活様式の比較的急激な改変）に適応しえず発症に至る症例を、第Ⅰ型（性格—状況反応型うつ病）としてわが国における典型的なうつ病として位置づけた。

　また飯田[17]は、近代社会の指導原理が個人に対して勤勉、努力、忠実、服従といった内的倫理を要請し、執着性格の形成を助長したことを指摘している。すなわち、第二次世界大戦後の復興・成長の時代においては、真面目・几帳面で、責任感が強く、秩序を重んじ、他人への配慮が行き届いた、「執着性格」や「メランコリー親和型性格」の人たちは、うまく社会へ適応し、わが国の戦後復興の原動力になったと考えられる。しかし、現代のように価値観が多様化、無秩序化し、権威の存在が不明確な社会では、彼らの内面の倫理が社会的有効性を失い、たえず存在の基盤を掘り崩され、発病の危機に晒されているということができるかもしれない。

■ うつ病の発症メカニズム

　現在までのところ、うつ病はさまざまな要因が複雑に関係して生ずる疾患であると考えられている。それをまとめると図2のようになる[6]。すなわち、うつ病者は何らかの体質的素因を多かれ少なかれもっていると考えられる。これは特殊な遺伝疾患ということではなく、高血圧や糖尿病などのありふれた身体疾患と同様の多因子遺伝疾患に属するといえる。脳内アミン代謝系あるいは視床下部・下垂体系の何らかの脆弱性が存在する可能性が考えられている。一方で

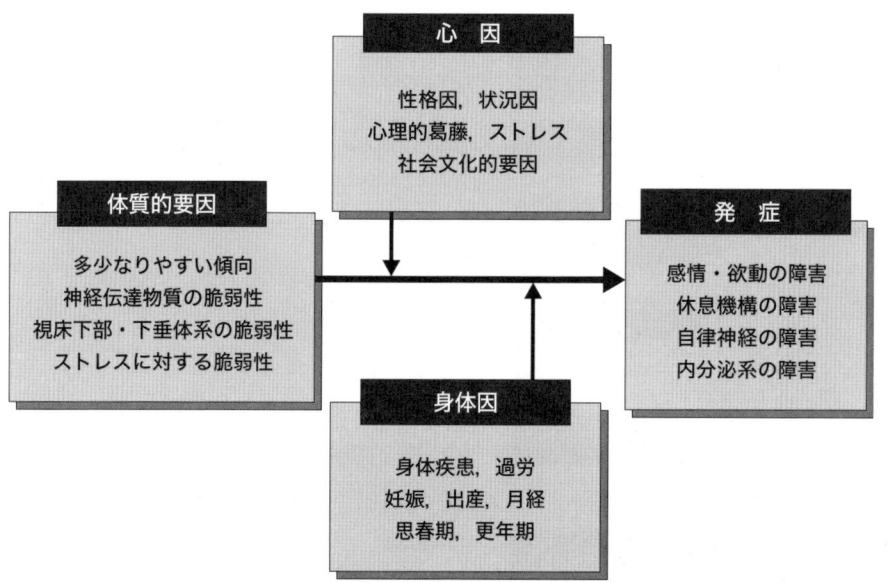

■図2　うつ病の発症メカニズム

は，心因として，メランコリー親和型性格や執着性格などの性格因に，環境の変化，精神的過労，心理的葛藤，社会文化的要因などが働き，身体因として身体疾患，身体的過労，妊娠，出産，月経や思春期，更年期，老年期などの年齢的発達過程に関連した体内環境の変化などが加わった場合に，普段は代償されていた体質的脆弱性が進行，固定してうつ病の精神症状や身体症状が出現すると考えられる。

しかしながら，体質的素因，心因，身体因の強弱は症例によって大きな違いがある。抑うつ状態が生ずるパターンとしては，①社会・心理的要因が重要な場合（反応性うつ病，抑うつ神経症など），②体質的素因が重要な場合（内因性うつ病，躁うつ病など），③心因や環境因により内因性うつ病が誘発される場合（性格―状況反応型うつ病，季節性うつ病など），④うつ病以外の病気による場合（統合失調症後抑うつ，アルコールまたは薬物乱用に伴う抑うつ，脳機能障害に伴う抑うつなど）の4つが挙げられる。

C 子どものうつ病の経過・予後

1. うつ病の臨床経過の類型

うつ病の臨床経過としては，図3のような類型に分類することができるだろう。

1）大うつ病性障害

大うつ病性障害とは，特徴的ないくつかの大うつ病性エピソードの症候が，ある一定期間以上持続した状態をさす。いわゆる内因性うつ病と重複する部分が多い。大うつ病性障害が生涯に1

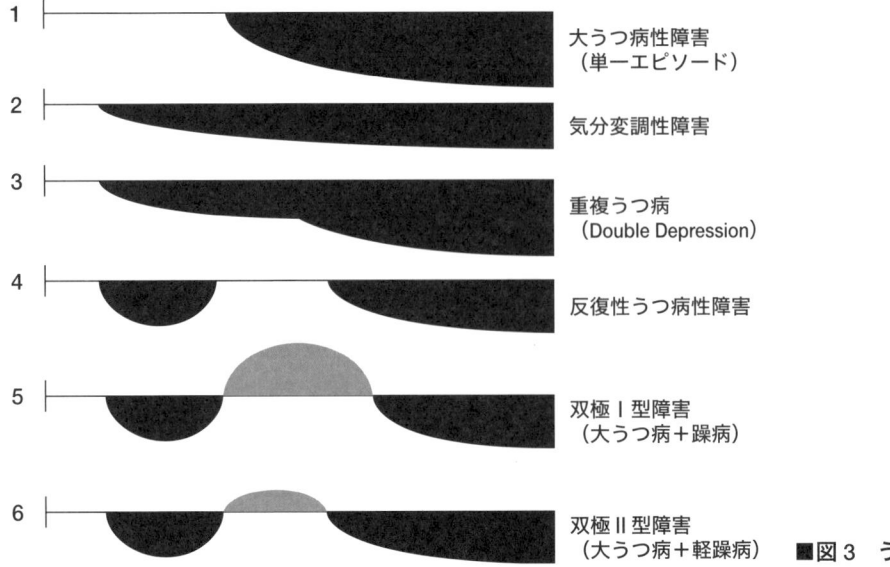

■図3 うつ病の分類

回だけで終わる可能性は（単一エピソード），40～50％であると推測されている。その他の患者は，再発するか，双極性障害に移行していく。

2）気分変調性障害（dysthymic disorder）

気分変調性障害とは，軽症の抑うつ状態が長期間（児童・青年期では少なくとも1年間，大人では少なくとも2年間）持続する状態である。患者は通常，自分で調子がよいといえる時期を数日か数週間もつが，ほとんどの期間（しばしば数ヵ月続く）は，疲れと抑うつを感じている。何事にも努力を要し，楽しいことはないと述べることが多い。しかし，日常生活で必要なことはなんとかやっていける程度の抑うつ状態をさす。

3）重複うつ病（double depression）

気分変調性障害が先行した後，経過中に大うつ病性障害が合併するものをいう。純粋な大うつ病性障害と比較すると，うつ病相の重症度はより高いが，大うつ病性障害からの回復はむしろ良好で，基底にある気分変調性障害へは比較的早く回復する。しかし，完全寛解率は低く，また大うつ病性障害の再発率も高いといわれている。

4）反復性うつ病

成人を対象にした研究においては，大うつ病性障害に罹患した患者の50～60％が2度目のエピソードをもつことが予測される。さらに，エピソードを2回もったものが3度目のエピソードをもつ可能性は70％で，エピソードを3回もったものが4度目のエピソードをもつ可能性は90％であるといわれている。

5）双極性障害（躁うつ病）

当初，大うつ病性障害で発症した患者の5～10％は，最初のうつ病相の6～10年後に躁病相を呈するといわれている[5]。その時点で双極性障害（いわゆる躁うつ病）と診断が変更になる。当初から躁病相を示す症例も存在する。双極性障害は，大うつ病と躁病が反復する双極I型障害と，大うつ病と軽躁病が反復する双極II型障害に分類される。

2. うつ病の予後

成人の大うつ病エピソードの自然史追跡研究によると，1年後に40％は完全寛解にあり，20％は部分寛解の状態で，40％は依然として多くのうつ症状を残しているという[5]。大うつ病エピソードの持続期間は，治療されない場合6～13ヵ月，十分に治療された場合でも約3ヵ月続く[19]。患者の20～30％は抑うつ症状が数ヵ月から数年残存することがある。ロンデンら[20]の5年後の転帰調査によれば，再発・再燃率は41％と報告されている。また，大うつ病性障害の初回の病相で入院治療を受けた患者の再発に関しては，退院後の6ヵ月以内に25％が，2年以内に30～50％が，5年以内に50～75％が再発する。20年間の平均病相数は5～6回である。予防的な薬物治療を受

けた場合は，再発率は明らかに低下する．このように，成人の大うつ病性障害の多くは慢性の経過をとり，再発しやすい疾患といえる．

児童・青年期のうつ病の予後については，次のような報告がある．比較的短期の経過に関する研究では，コバックスら[21]は，8～14歳の大うつ病性障害の経過を観察し，発症から15～18ヵ月で寛解することが多く，発症後1年6ヵ月後には92％が回復するが，2年で40％，5年で70％の再発が認められたと報告した．エムスリーら[22]は8～17歳の大うつ病性障害70人を対象として経過を観察したところ，98％が1年以内に回復したが，回復後1年以内に47.2％が，2年以内に69.4％が再発したと報告した．

長期の経過に関する研究では，ハリントンら[23]は，6～16歳の児童・青年期のうつ病性障害の初診後18年後のフォローアップ研究を行った．うつ病性障害52人が同数の非うつ病性障害と比較され，うつ病群において大人の大うつ病性障害を呈するものは31％にみられ，非うつ病群では8％にすぎなかった．また，精神科の治療や入院がうつ病群において有意に増大していた．非うつ病性障害の発症率に差は認められなかった．

最近，英国のモーズレー病院において大規模な児童・青年期うつ病の予後調査が行われた[24,25]．対象は1970～83年までにモーズレー病院を受診し，DSM-Ⅳの大うつ病性障害に該当した17歳以下の149例であり（うつ病単独群96例，行為障害合併群53例，平均年齢13.8歳），彼らを20年後に面接し検討を行った．成人におけるうつ病の再発率は高く，大うつ病の再発は62.4％，うつ病（大うつ病，小うつ病，気分変調症）の再発は75.2％であった．うつ病単独群と行為障害合併群に差はなかった．行為障害合併群において，薬物依存，アルコール依存，反社会的人格障害の合併が多かった．自殺率は2.45％（6例）であり，全対象の44.3％は生涯に一度は自殺を企図していた．行為障害合併群では，自殺行動，犯罪が有意に多く，より広範囲の社会機能障害が認められた．以上のことから，子どものうつ病は早期からの有効な介入が不可欠であると結論づけている．

以上をまとめると，児童・青年期の大うつ病性障害は1～2年で軽快する症例が多いが，その後再発する可能性が高いと考えられる．また，大人になってもうつ病性障害を発症しやすく，何らかの精神科的治療を必要とする場合が多いと考えられる．

文献

1) 野口俊文，山田尚登：気分障害の疫学．臨床精神医学 29：823-827，2000
2) Hasin DS, Goodwin RD, Stinson FS, et al：Epidemiology of major depressive disorder：Results from the National Epidemiologic Survey on alcoholism and related conditions. Arch Gen Psychiatry 62：1097-1106, 2005
3) Angold A, Costello EJ：The epidemiology of depression in children and adolescents. In：Goodyer IM（Ed）：The depressed child and adolescent；Developmental and clinical perspectives. Cambridge University Press, Cambridge, pp127-147, 1995

4) Harrington R：Affective disorders. In：Rutter M, Taylor E, Hersov L（Eds）：Child and Adolescent Psychiatry：Modern Approaches, 3rd edition, Chapter 19. Blackwell Science, Oxford, pp 330-350, 1994
5) American Psychiatric Association：Diagnostic and Statistical Manual of Mental Disorders, 4th edition（DSM-Ⅳ）. American Psychiatric Association, Washington, DC, 1994（高橋三郎，大野　裕，染矢俊幸訳：DSM-Ⅳ. 精神疾患の診断・統計マニュアル．医学書院，東京，1996）
6) 傳田健三：子どものうつ病―見逃されてきた重大な疾患―．金剛出版，東京，2002
7) 樋口輝彦：Ⅲ成因・病態・病理．臨床精神医学講座，第4巻 気分障害．pp43-60，中山書店，1998
8) Duman RS, Heninger GR, Nestler EJ：A molecular and cellular theory of depression. Arch Gen Psychiatry 54：597-606, 1997
9) 澁谷治男：Ⅰ大うつ病性障害．臨床精神医学講座，第4巻 気分障害．pp183-210，中山書店，東京，1998
10) Merikangas KR, Kupfer DJ：Mood disorders；Genetic aspects. Comprehensive Textbook of Psychiatry/Ⅵ, Kaplan, HJ, Sadock, BJ（Eds）, pp1102-1116, Williams & Wilkins, Baltimore, 1995
11) Craddock N, Jones I：Genetics of bipolar disorder. J Med Genet 36：585-594, 1999
12) 下田光造：躁うつ病の病前性格に就いて．精神経誌 45：101-102，1941
13) Tellenbach H：Melancholie. 3 Aufl. Springer, Berlin, 1978（木村　敏訳：メランコリー．みすず書房，東京，1985）
14) 佐藤哲哉：気分障害の病前性格．臨床精神医学 29：863-876，2000
15) 大熊輝雄：現代臨床精神医学．金原出版，東京，1983
16) Kendler KS：Stressfull life events, genetic, liability, and onset of an episode of major depression in women： Am J Psychiatry 152：833-842, 1995
17) 飯田　真，松浪克文，林　直樹：躁うつ病の状況論．大熊輝雄（編）：「躁うつ病の臨床と理論」，pp39-65, 医学書院，東京，1990
18) 笠原　嘉，木村　敏：うつ状態の臨床的分類に関する研究．精神経誌 77：15-735, 1975
19) Kaplan I, Sadock BJ, Greb JA：Synopsis of Psychiatry. William & Willkins, Bartimore, 1996（井上令一，四宮滋子監訳：臨床精神医学テキスト．医学書院，東京，1996）
20) Londen VL, Molenaar RP, Goekoop JG, et al：Three-to 5-year prospective follow-up of outcome in major depression. Psychol Med 28：731-735, 1998
21) Kovacs M, Feinberg TL, Crouse-Novak MA, et al：Depressive disorders in childhood. Ⅰ. A longitudinal prospective study of characteristics and recovery. Arch Gen Psychiatry 41：229-237, 1984
22) Emslie GJ, Rush AJ, Weinberg WA, et al：Recurrence of major depressive disorder in hospitalized children and adolescents. J Am Acad Child Adolesc Psychiatry 36：785-792, 1997
23) Harrington R, Fudge M, Rutter M, et al：Adult outcomes of childhood and adolescent depression：Ⅰ. Psychiatric status. Arch Gen Psychiatry 47：465-473, 1990
24) Fombonne E, Wostear G, Cooper V, et al：The Maudsley long-term follow-up of child and adolescent depression. 1. Psychiatric outcomes in adulthood. Br J Psychiatry 179：210-217, 2001
25) Fombonne E, Wostear G, Cooper V, et al：The Maudsley long-term follow-up of child and adolescent depression. 2. Suicidality, criminality and social dysfunction in adulthood. Br J Psychiatry 179：218-223, 2001

Ⅲ. 小児のうつ病の診断と臨床症状

A 単なる落ち込みとうつ病はどう違うのか

　人は誰でも不幸なことがあったり，失敗をしたり，嫌なことがあったりすると悲しみ，不安を抱き，ふさぎ込むようになる。そのときの状態はまさに「憂うつ」であり，気持ちは落ち込み，自信をなくし，しきりに後悔し，くよくよと気にしてしまう。しかし，大抵の「憂うつ」は時間がたつと自然に気にならなくなり，別の良いことがあると気が晴れ，気分転換に好きなことがある程度楽しめ，次第に「まあ，いいか」と思えるようになるものである。

　うつ病はこのような「単なる落ち込み」と一見似ているが，次の三つの点で異なっている。第一は，うつ病はある一定の骨格をもっていることである。決して一つの症状だけなのではなく，いくつかの特有な症状を骨格とした複合体験なのである。第二は，うつ病は一定の強さをもっていることである。これは決して重症ということではなく，軽症であってもいくつかのまとまった症状がしぶとく持続する強さをもっている。第三は，うつ病は一定期間持続することである。状況が好転したとしても，周囲の援助があったとしても，最低2週間以上は持続する[1]。

1. うつ病は特有な骨格をもつ

　うつ病の特有な骨格とは，どんなものだろうか。うつ病は，中核症状によって一定の骨格ができている。中核症状については後述するが，うつ病の本質的な症状であり，誰にもほぼ同じ形であらわれ，年齢や民族を超えて，さらにいえば，動物のうつ病にも認められる症状といえる。

　うつ病の中核症状を，星座の「北斗七星」を使って説明してみよう（**図4**）[1]。精神疾患の診断は星座の見え方にたとえられる。星座は一度形を覚えれば，自然にその形に見えてくるものである。経験を積むと，一部に雲がかかっていてもきちんとわかるものである。うつ病の症状もそれに似ている。うつ病の症状の骨格をしらないと全然見えないが，知っていると症状がそろっていなくても見えるようになるものである。うつ病の中核症状は，身体症状として，①睡眠障害（途

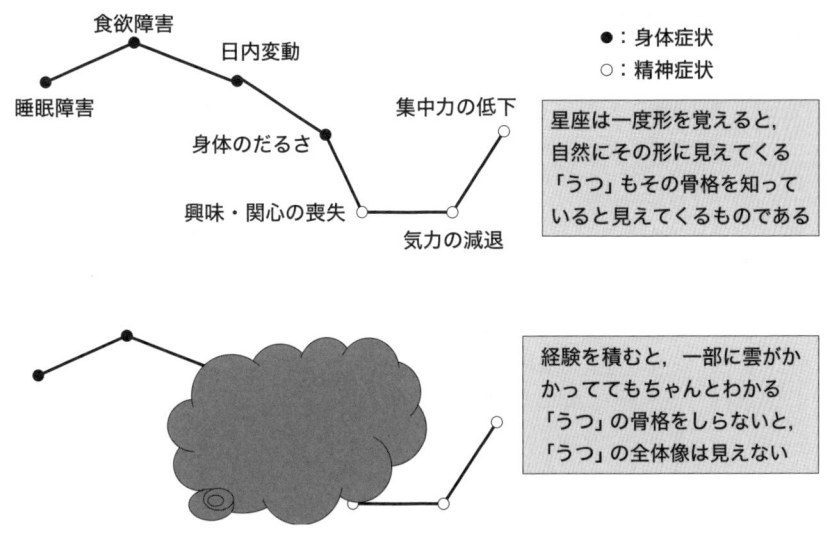

図4 「うつ」の骨格：北斗七星

中で目が覚める，朝早く目が覚める），②食欲障害（食欲がない，体重減少），③日内変動（朝の調子が悪く，夕方から楽になる），④からだのだるさ（身体が重く，疲れやすい）があり，精神症状として，⑤興味・関心の喪失（好きなことが楽しめない），⑥意欲・気力の減退（気力が出ず，何事も億劫），⑦集中力の低下（集中できず，頭が働かない）がある。つまり，うつ病の本質的な症状とは，身体と精神両面の症状からなり，全体のエネルギーが低下したような状態と考えると理解しやすい。

つまり，ただ単に気分の落ち込みだけがあっても，それはうつ病とはいえない。うつ病とは特定の身体症状と精神症状からなり，北斗七星のような一定の骨格をもつ複合体験なのである。

2. うつ病は一定の強さをもつ

うつ病は，一定の強さをもっている。軽症であってもいくつかのまとまった症状がしぶとく持続する強さをもっているのである。国際疾病分類（ICD-10）[2]では，これらの症状のうち4つ以上あればうつ病と診断する。子どものうつ病は軽症例が多く，子ども本人は症状をうまく言葉で表現することが難しいが，北斗七星の諸症状を一つひとつ丁寧に確認していくと，診断はそう難しくはない。ただし，子どもは大人と比較して「抑うつ気分」を訴えることが少ないことに注意する必要がある。「抑うつ気分」にこだわりすぎると，うつ病を見逃すおそれがあると思われる。

3. うつ病は一定期間持続する

また，うつ病と診断するためには，これらの症状が同時に，ほとんど1日中，2週間以上持続する必要がある。うつ病特有の骨格と身体と精神の一定の症状が，一定期間持続することがうつ病診断のポイントといえる。

■表2 大うつ病の診断基準：DSM-IV[3]

＊以下のうち5つ以上が2週間以上持続．少なくとも1つはA症状

A．①抑うつ気分
　　※子ども，青年はいらいら感でもよい
　②興味・喜びの減退
B．③食欲不振，体重減少（ときに過食）
　　※子どもは，予測される体重増加がない場合でもよい
　④不眠（ときに過眠）
　⑤精神運動性の焦燥，または制止
　⑥易疲労感，気力減退
　⑦無価値感，過剰な罪責感
　⑧思考力・集中力減退，決断困難
　⑨自殺念慮，自殺企図

American Psychiatric Association：Diagnostic and Statistical Manual of Mental Disorders, 4th edition（DSM-IV）. American Psychiatric Association, washington, DC, 1994（高橋三郎，大野　裕，染矢俊幸訳：DSM-IV. 精神疾患の診断・統計マニュアル．医学書院，東京，1996）

B DSM-IVのうつ病診断

アメリカ精神医学会の診断基準であるDSM-IV[3]では，うつ病の症状を「大うつ病エピソード」（表2）として記載している。すなわち，うつ病の症状を9つ提示し，そのうち「主症状」として，①抑うつ気分と②興味または喜びの喪失をあげ，「副症状」として，③食欲障害，④睡眠障害，⑤焦燥感あるいは行動制止，⑥易疲労感，気力減退，⑦無価値感，罪責感，⑧集中困難，決断困難，⑨自殺念慮，を挙げている。そして，このうちの5つ以上の症状が存在し，それらの症状のうち少なくとも1つは「主症状」であり，同時に2週間のあいだ持続し，病前の機能から変化を起こしている状態を「大うつ病エピソード」と定義した。

また，これが小児・思春期の症例に適応される場合，①の抑うつ気分は，小児や青年の場合，いらいらした気分であってもよく，③の体重減少は，成長期にある小児の場合，期待される体重増加がみられないことでもよいとされる。

C 何が本質的な症状なのか

子どもはうつ病という事態に陥っても，大人のように抑うつ気分や抑制症状を自覚・認識し，言葉で表現することが容易ではなく，表情，態度，行動，身体症状などで現す場合が少なくない。しかし，表情，態度，行動といった症状の評価は，状況によっても変化するものであり，観察者によっても千差万別であるため，一定の基準を設けることはなかなか困難である。

そこでここでは，山下[4]を参考に，うつ病の症状を，もっとも基本的で，みなに共通して存在する症状（中核症状）と，個人の人間性（性格，年齢，国民性など）を介して現れる二次的な症状（二次症状）に分類して説明しようと思う（図5）。

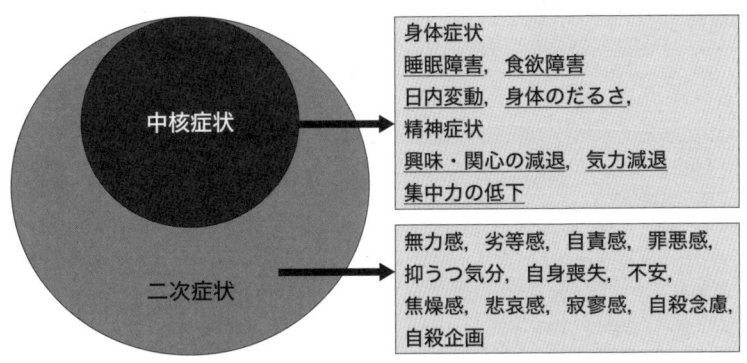

■図5 うつ病の中核症状，二次症状

● 中核症状はうつ病の基本症状であり，年齢，個性，国民性を越えて共通している．
● 二次症状は，性格，社会習慣，年齢によって多様である．

　中核症状とはもっとも基本的な症状であり，精神症状としては，①興味・関心の減退，②意欲・気力の減退，③集中力の減退が挙げられ，身体症状として，①睡眠障害，②食欲障害，③からだのだるさ，④日内変動が挙げられる．これらの症状は，うつ病の根底に存在する身体的事象（生物学的変化）から直接派生する症状であり，通常の心理状態からは了解が難しく，またそれ以上立ち入った分析ができず，誰にもほぼ同じ形で体験されるという特徴をもつ．中核症状は患者の個性，年齢を超えて一様である．

　二次症状とは，中核症状の体験が各個人によって加工されたものであり，不安，憂うつ，焦燥，いらいら感，悲嘆，悲哀などの感情や，自傷行為，自殺企図，引きこもりなどの行動が含まれる．つまり，二次症状は中核症状の存在を前提とするとある程度理解できるもので，性格，個性，年齢，生活経験，社会習慣，国民性などによる差異が大きく，きわめて多様なことが特徴である．

　同じ抑うつ状態に陥っても，ある子どもは学校へ行けなくなり，家に引きこもって動きも乏しくなるが，別の子どもはむしろ，いらいらして親に当たり散らし，落ち着かない状態が続くこともある．また，頭痛や腹痛などの身体症状の訴えが中心で，執拗な訴えを繰り返す子どももいれば，いかにももの悲しそうにめそめそする子どももいる．ときには，何事においても自分を責めて後悔ばかりする子どももいれば，斜に構えた態度で厭世的な言葉を述べる子どももいる．また，欧米のうつ病の子どもたちは，泣きながら自分のつらさを一生懸命に伝えようとするが，わが国では声を立てて泣くうつ病の子どもはきわめて珍しいといえる．

　このように，同じ抑うつ状態に陥っても，個々の子どもが表面に見せる症状は大きく異なっていることが少なくない．しかし，丁寧に質問して確認してみると，いずれの子どもも好きなことも楽しめない，何事も億劫，集中できないなどの精神症状と，睡眠障害，食欲障害，易疲労感，日内変動などの身体症状からなる中核症状は，共通して存在することがほとんどなのである．前景に見える症状だけでなく，その裏に潜む中核症状の存在につねに注意することが，子どものうつ病を見逃さない重要なポイントであると考えられる．

■表3　小児のうつ病の症状

■**身体症状**
　睡眠障害：途中で目が覚める（中途覚醒），早朝に目が覚める（早朝覚醒），寝つきが悪い，ぐっすり寝た気がしない，ときに眠り過ぎる（過眠）
　食欲障害：食欲低下，体重減少（子どもの場合，期待される体重増加がない）
　　　　　　ときに食欲亢進，体重増加
　身体のだるさ：全身が重い，疲れやすい，身体の力が抜けたような感じ
　日内変動：朝が最も悪く，夕方から楽になる
　その他の症状：頭痛，頭重感，肩こり，胸が締めつけられて苦しい，動悸，口渇，発汗，寝汗，悪心，嘔吐，胃部不快感，腹部膨満感，めまい，手足の冷え，知覚異常，四肢痛，便秘，下痢

■**精神症状**
　興味・関心の減退：好きなことも楽しめない，趣味にも気持ちがむかない
　意欲・気力の減退：何をするのも億劫，気力がわかない，何事も面倒
　集中力の低下：何も頭に入らない，能率低下，集中できない，学業成績低下
　抑うつ気分：落ち込み，憂うつ，悲哀感，淋しさ，希望がない，涙もろい
　不安・不穏：いらいら，そわそわ，落ち着かない，興奮
　思考の障害：思考制止，決断不能，自責感，微小妄想，罪業妄想，心気妄想，貧困妄想
　抑制的な表情・態度：しゃべらない，表情乏しい，生き生きした表情の欠如

■**行動症状**
　行動抑制：動作が緩慢，動きが少なくなる
　学業問題：不登校，社会的引きこもり
　落ち着きのなさ：多動，徘徊，じっとしていられない
　問題行動：攻撃的言動，衝動性，自殺企図，自傷行為，行為障害（いわゆる非行）

D　小児のうつ病の臨床的特徴

　小児のうつ病の具体的な症状を記載する。子どもはどんな言葉で表現し，どんな行動で示すのか述べてみたい（表3）。

1. 小児のうつ病の身体症状

　うつ病は精神の病気というよりからだの病気と考えたほうがよい。したがって，うつ病になると，まず身体症状が自覚され，小児科や内科を受診することになる。

1）睡眠障害

　寝つきが悪くなり（入眠障害），寝ついても 2～3 時間すると目が覚めてしまい（中途覚醒），その後眠りが浅く，うとうと状態で（熟眠障害）しばしば朝早く目が覚めてしまう（早朝覚醒）。それでいて朝は起きることができない。ときには，夜間眠れるのに昼もたえず眠く，実際に眠ってしまう（過眠）場合もある。

　子どもは嫌なことがあっても，本当の睡眠障害になることはまれである。不登校となり，昼夜

逆転の生活になっても睡眠の質は悪くならない場合がほとんどある。典型的な中途覚醒および早朝覚醒は，うつ病以外の疾患ではまれなので，このタイプの睡眠障害があればうつ病を疑ってみる必要がある。

2）食欲の変化

食事の量が減少する。何か食べたいという気持ちになれない。空腹感は感じるが，食べたいとは思わない。好物も美味しいと感じない。そのため，しばしば体重が減少する。しかし，頑張って食べているために体重が減少しない子どももいる。成長期の場合，身長が伸びているのに体重増加がないときには食欲の低下を疑ってみる必要がある。まれに，かえって食欲が亢進して過食してしまい，特に甘い物を食べ過ぎて体重が増加することもある。

3）からだのだるさ

何となくからだが重く，だるい。からだに力が入らないような感じ，からだに鉛が入っているような感じがする。すぐ横になってしまう。1日中布団から出ることができない。そのために小児科，内科を受診して，診察と検査を受けても，どこにも異常がないといわれる。

4）日内変動

日内変動とは，身体・精神症状全体が朝目を覚ました時にもっとも悪く，午後から少しずつ軽快していき，夕方から夜にかけて幾分楽になるというものである。極端な場合には，朝はどうしても起きられず，朝食も食べることができず，午前中は床についたままであるが，昼には何とか起き出して，多少食事をとり，テレビ・ゲームでもしてみる気になる。夕方になると少し元気が出てきて，好きなテレビを見て，ときに笑ったりすることができるようになる。夜が更けるにつれていっそう元気が出るが，翌朝起きた時には調子が悪く元に戻ってしまうというパターンをとる。

いわゆる，不登校の子どもの中にも同じようなパターンをとる場合があるが，日曜日や夏休みなど学校へ行かなければならないというプレッシャーがない場合にも，このような状態が続くときはうつ病を疑ってみる必要がある。

この日内変動は，心因性抑うつ状態や悲哀反応などにおいては原則としてみられない。

5）その他の身体症状

頭が重い，頭痛，腹痛，肩凝り，背中が凝る，胸が締めつけられて苦しい，動悸，口が渇く，発汗，寝汗をかきやすい，悪心，嘔吐，胃部不快感，腹部膨満感，めまい，手足の冷え，知覚異常，手足の痛み，全身の痛み，便秘，下痢など，多彩である。

うつ病の子どもたちは，頭痛がするために夜も眠れず，食欲もないのだと考えて，家族や医師には頭痛のみを訴えるようなことが少なくない。精神症状については，からだの具合が悪いために元気が出ないものと考えて，かなり重症にならないと，自ら訴えようとしない。

2. 小児のうつ病の精神症状

1) 興味・関心の減退

　興味・関心の減退を表す言葉としては,「好きなことに興味がわかない」「何事も楽しめない」「趣味や遊びに気が向かない」「漫画を読む気がしない」「好きなテレビも見る気がしない」「テレビ・ゲームもやる気がしない」「友達と遊ばなくなった」「何もせずにボーッとしていることが多くなった」などがある。なぜかわからないが，何に対しても以前ほど興味がわかなくなり，好きだったことも面白くなく，生き生きとした表情で好きなことを楽しむことがなくなる。

2) 気力・意欲の減退

　意欲・気力の減退は,「やる気が出ない」「何事も億劫だ」「意欲がわかない」「やらなければならないと思うができない」「身体がついていかない」「気力が出ない」「根気が続かない」などの言葉で訴えられる。これは，ちょうどオイルが切れたエンジンが，エンジン自体の機能は悪くないのに，うまく動かず，十分に機能しない状態にたとえることができる。やらなければならないという気持ちはあっても，身体がついていかない状態といえる。

3) 集中力の低下

　それまで苦もなくできていたことが，集中できなくなる。たとえば，漫画や本を読んだりしても頭に入らず，何度も同じところを読み返してしまう。以前であれば，何時間でも読めたのに，すぐに集中できなくなり，疲れてしまう。簡単なことが決められず，優柔不断になる。勉強しても，時間ばかりかかって能率が上がらない。「集中できない」「頭の回転が悪くなった」「頭が働かない」「決断できない」などで表現される。

4) 気分（感情）の障害

　うつ病の程度が強くなってくるに従って，抑うつ気分が出現してくる。具体的には,「気持ちが沈む」「憂うつな気分」「気が滅入る」「もの悲しい」「暗い気持ち」「寂しい」「むなしい」「自然に泣けてくる」などの言葉で訴えられる。顔つき，振る舞い，話し方などの様子も元気がなくなってくる。次第に，些細なことで涙を流したり，生気のない表情がみられたりするようになる。表情が失せ，反応に乏しい状態になることもある。ついには,「生きていてもしょうがない」「生きる価値もない」などと考え，何事も絶望感に満ちあふれ，自殺念慮が出現してくる。

　逆に，いらいらした気分，不機嫌な態度，落ち着きのなさなどが現れることもある。不安，焦燥感が強く，じっとしていられず，身の置き所がないという状態になることもある。

5) 思考の障害

　頭が働かない状態が強くなると，思考制止といわれる状態になる。考えが遅々として進まず，

同じことをくどくどと考え，考えがまとまらない状態となる。

思考内容の障害としては，何事に対しても自信がなくなり，悲観的で，自己を過小評価する。「あんなことをしなければよかった」と後悔ばかりするようになる。さらに，「物事がうまくいかないのは自分のせいだ」「皆に申し訳ない」と自分を責めるようになる。

子どもではまれであるが，「自分は取り返しのつかない過ちをした」という「罪業妄想」に発展したり，些細なからだの不調を「自分は癌になってしまった」「もう手遅れだ」と思い込んでしまう「心気妄想」に発展したり，現実には金銭的にまったく問題はないのに，「入院費用が払えないから入院できない」などと主張する，「貧困妄想」に発展することもある。

3. 小児のうつ病の行動症状

行動面での症状は，「学校へ行けない」「人に会いたくない」「家に引きこもる」「1日中寝てばかりいる」「部屋から出てこない」などの訴えが多くみられる。行動面だけをみると，まるで怠け者になったように見えたり，わがままになったように見えたりすることがある。いわゆる，「不登校」「怠学」「引きこもり」といわれている子どもたちの中の少なくとも一部は，うつ病の可能性があると思われる。

その他，動作が緩慢，動きが鈍い，動きが少ないなどの行動抑制症状，逆に動きが多い，徘徊，じっとしていられないなどの多動に関連した症状，攻撃的言動，衝動性，自殺企図，自傷行為，行為障害などの問題行動として出現する場合など，きわめて多様である。いずれの場合も，それらの行動の背後に中核症状が存在することが診断のポイントとなる。

E 大学病院を受診する小児のうつ病

最近5年間に，北海道大学病院精神科を初診した17歳以下の小児・思春期症例410例の中で，気分障害（うつ病，躁うつ病）と診断された111例について検討を行った[5]。その結果，小児・思春期の気分障害の特徴は，以下の5項目にまとめることができた。

①気分障害の症例は，小児・思春期症例全体の27.1％を占めており，決して少なくない病態と考えられた。大学病院を受診する子どもの3〜4人に1人は，うつ病ということになる。男子28例，女子83例で，男女比は1対3であった。女子が多いのは，当科には摂食障害の受診者が多いことによると思われる。

②診断分類は，大うつ病性障害（うつ病）41.1％，気分変調性障害10.8％，小うつ病性障害（軽症うつ病）40.5％，双極性障害（躁うつ病）7.2％であった。これは，大人の診断分類とおおむね同じということができる。

③大うつ病性障害（うつ病）の症状は，易疲労感・気力減退，興味・関心の喪失，集中力の減退などの抑制主体の症状と，不眠，食欲減退・体重減少などの身体症状が中心であり，成人のうつ病の病像に近似していた。社会的引きこもり，いらいら感，身体愁訴も比較的多くみられた症状であった。これまで，わが国で多いといわれていた精神病症状を伴う症例はきわめてまれであっ

た。全体の66.7%が軽症例であった。

④全体の63.1%に併存障害（合併障害）が認められた。その内訳は，摂食障害36.9%（神経性無食欲症20.7%，神経性大食症16.2%），社会不安障害9.0%，強迫性障害8.1%，パニック障害4.5%，睡眠リズム障害3.6%，行為障害2.0%，その他2.0%でした。摂食障害と不安障害が多く，行為障害と注意欠陥多動性障害の合併は少ないのが特徴であった。

⑤うつ病に対する抗うつ薬の効果は，20.0〜22.2%が著効，33.3〜40.0%が有効，22.2〜25.0%がやや有効，15.0〜22.2%が無効という結果であり，成人のうつ病に対する薬物療法の有効性と大きな差はなかった。調査時点における転帰は，寛解が11.1〜28.6%，改善が38.1〜44.4%，軽度改善が23.8〜33.3%，不変が9.5〜13.2%であった。

F 小児のうつ病にはさまざまな合併症状が伴う

北海道大学病院の精神科外来の統計検討において示したように，小児のうつ病にはさまざまな合併症状が伴うことが特徴である。欧米における報告をまとめると，小児のうつ病には行為障害が21〜83%，不安障害〔パニック障害，強迫性障害，社会恐怖，外傷後ストレス障害（PTSD）など〕が30〜75%，注意欠陥多動性障害（AD/HD）が0〜57%合併していたとされている。報告によって大きな差があるが，病院や施設によって対象となる疾患が異なるためだと思われる。

また，北大病院の結果では，いわゆる不登校が併存していた症例は全体の46%であった。このことは，子どもたちはうつ病に陥っても，半数以上は頑張って登校を続けていたということを意味する。うつ病だからといって皆，不登校になるわけではないのである。

また，さまざまな合併症状が伴う場合，本人の訴えや周囲の注意が合併する症状に向いてしまい，うつ症状が隠されてしまったり，見えにくくなってしまったりしていることがある。この場合も，表面の状態の背後に存在するうつ病の中核症状を見逃さないことがポイントになる。

G 鑑別診断

1. 統合失調症

統合失調症の前駆期，活動期，残遺期に気分の障害が生じうる。統合失調症の前駆期には，言語化できない内的異常体験のために，はっきりした理由もなく沈み込んだり，突然閉居するようになったり，自室で何もしないで茫然としていたり，そわそわ落ち着かない態度を示したりして，一見抑うつ的に見えることがある。注意深い経過観察によって，周囲からみて動機が理解できないような生活態度の乱れの背後に存在する内的異常体験を突き止めることが必要である。統合失調症の活動期の症状（幻覚妄想状態）と同時に気分の障害が存在し，障害の持続期間の大部分において重複する場合は，統合失調感情障害と診断すべきである。また，統合失調症の活動期の症状が消失したあとに，明らかな抑うつ症状が出現することがある。「統合失調後抑うつ」と呼ばれ

る状態である。患者自身の苦痛は大きく，自殺の危険性も少なくないことから，細心の注意が必要である。

2. 若年周期精神病

若年女性において，月経周期に一致して短期間特異な精神症状を反復する病態について，山下は「若年周期精神病」という疾患概念を提唱した[6]。症状は月経開始10日前頃から開始数日後までに発現する。精神症状のおもな特徴としては，①亜昏迷ないし昏迷にいたる言動や行動の抑制，②まとまりのない興奮ないし多動，③浮動的・断片的あるいは一過性の関係・被害的な幻覚および妄想，などが認められる。また，経過中にみられる症状としては，①不安，恐怖，焦燥感などが持続的に，あるいは急速に変動しながら出現する，②理解力や思考力がいちじるしく低下し，判断ができずに困惑し，あるいは不適切な言動を示す，③病期中の追想がいちじるしく不良である，④不眠，食欲低下，顔面紅潮，頭痛などの身体症状がみられる，などがある。そして，病期が終わると完全な健康状態に戻り，残遺状態を残さないことが特徴である。通常の抗うつ薬，抗精神病薬，抗不安薬は，対症的効果のほかは無効で，ときに悪化をきたす。臨床経験では，バルプロ酸，カルバマゼピンが有効であり，その他，各種ホルモンやブロモクリプチンやリチウムなどの有効性が報告されている。

すなわち，この病態の背景には，軽度の意識障害あるいは意識水準の低下が認められ，分類としては器質性あるいは症状性精神障害の範疇に含まれる疾患であると考えられる。したがって，うつ病，躁うつ病とは症状に共通する部分はあるが，根本的に異なる概念であるということができる。

わが国では，かつて児童期のうつ病，躁うつ病の特徴として，①児童期の気分障害は，躁うつ病（双極性障害）が圧倒的に多い，②いわゆる非定型ないし混合病像をとりやすい，③短期間の病相を頻回に反復し，躁とうつの移行が急激である，④非定型病像として，幻聴，身体幻覚，関係妄想など分裂病様症状と特有の意識障害がみられる，などと記載されていた。そこで提示されている症例を検討してみると，「若年周期精神病」の病態と酷似しているものが認められる。これまで，わが国で双極性障害として報告されてきた症例の中には，「若年周期精神病」と考えられるものが含まれていた可能性がある。

3. 適応障害

適応障害とは，①明らかな社会心理ストレスに反応して，情緒面あるいは行動面の症状が出現すること，②症状は臨床的にいちじるしく，社会的機能が障害されること，③そのストレス因子が解決すると症状は終息に向かうこと，によって定義される。また，大うつ病エピソード，急性ストレス障害，PTSD，死別反応などの定義を満たせば，適応障害とはしないことになっている。しかし，実地臨床においては，うつ病なのか適応障害なのか，なかなか区別がつかない症例が存在することも事実である。そのような場合は，先にも述べたように，うつ病の中核症状が存在するかどうかが鑑別のポイントとなると思われる。

4. 身体疾患

　うつ病は，種々の身体疾患に合併して出現する。抑うつ症状が身体疾患の直接的な生理学的結果であれば，身体疾患の治療が第一となり，抑うつ症状の治療は対症療法的意味合いとなる。たとえば，内分泌疾患〔甲状腺疾患，クッシング症候群（Cushing syndrome）など〕，膠原病〔SLE，ベーチェット病（Behçet disease）など〕，代謝性疾患（ペラグラなど），脳腫瘍，脳炎，頭部外傷，てんかん，薬物使用（ステロイド，降圧剤，インターフェロンなど）で気分障害が出現する可能性がある。また，身体疾患とうつ病との間に直接的な病因的関連は認められないものの，長期間身体疾患をもっていることが心理的ストレスとなってうつ病が生じている場合もある。いずれの場合も，身体科の医師と連絡を取り合いながら，総合的な視点に立って治療を行っていく必要がある。

5. 死別反応

　人は誰でも，愛する人を亡くしたあとでは，悲しみにくれ，抑うつ的になる。たとえ抑うつ症状の持続期間（2週間）と項目数（9症状のうち5つ）が，大うつ病性障害の基準を満たしたとしても，症状が2ヵ月を越えて持続しないか，著明な機能の障害や臨床的に重大でいちじるしい苦悩を示さない限りは，「死別反応」とするべきである。しかし，抑うつ症状がきわめて重症で，症状の持続の様相も顕著で（2週間以上，ほぼ1日中，ほとんど毎日），生活全般にわたる著明な機能の障害が存在し，重大でいちじるしい臨床症状（無価値感への病的なとらわれ，自殺念慮，精神病性症状，精神運動制止，病的な自責感など）を示すようであれば，うつ病として治療を行う必要があるだろう。

6. 不登校

　不登校（登校拒否）とは，何らかの心理的問題のために学校へ行きたくても行けない，あるいは行かない状態をいう。わが国では昭和30年代より注目されはじめ，年々増加の一途をたどっている。不登校の要因としては，学校の要因，家庭の要因，本人の要因，社会・文化的要因などが相互に影響し合っていることが多く，個人に応じてさまざまである。不登校の初期には，ほとんどの子どもたちが，朝起きた時に，頭痛，腹痛，腹部不快感，吐き気，食欲不振，めまい，だるさなどの身体症状を訴える。また，登校しようと思ってもできないつらさのために，表情は暗く，意気消沈し，元気のない状態となる。しかし，これらの症状は，登校時間が過ぎて昼頃になると消失して元気になる。このような状態は，子どものうつ病の身体症状，精神症状，日内変動と区別をつけることがきわめて困難である。鑑別のポイントは，まず第一に，学校へ行かなければならないというプレッシャーがない状態においても，上記のような症状があるかどうかである。日曜日でも夏休みでも同様の状態が続くならばうつ病を疑い，休みの日にはまったく元気になるのであれば不登校と考えるべきである。第二は，休んで家にいる時に，好きなことを本当に楽しめるかどうかである。TVゲームや漫画，好きなTV番組などを心から楽しめるのであれば，不

登校と考えられる。第三に、うつ病であれば、夕方から夜にかけて症状は軽快するものの、完全に消失するわけではないので、その他の抑うつ症状の存在が鑑別に必要である。第四に、軽度であってもうつ病の中核症状がそろっているのであれば、心因が明らかであったり、見るからに不登校の状態に見えたりしても、うつ病を疑ってみる必要がある。

しかし、当初は典型的な不登校の様相を呈していても、長期間家に引きこもり、昼夜逆転の生活を続け、対人交流のない毎日を送っていると、二次的に抑うつ症状が出現し、中には内因性のうつ病の様相を呈してくる場合もある。近年、「引きこもり」が社会問題となり、心配した家族に伴われて、あるいは思い切って自ら精神科を受診する青年たちが多くなってきた。そのようないわゆる引きこもりの青年たちの中には、内因性のうつ病や強迫性障害、不安障害、対人恐怖症、摂食障害などの神経症の症状をもっている人が少なくないのである。うつ病と不登校は厳密に鑑別可能な病態というより、併存しやすい病態であると考えておくべきであろう。

■ 文　献

1) 傳田健三：子どものうつ，心の叫び．講談社，東京，2004
2) World Health Organization：The ICD-10 Classification of Mental and Behavioural Disorders. Clinical descriptions and diagnostic guidelines. WHO, 1992
3) American Psychiatric Association：Diagnostic and Statistical Manual of Mental Disorders, 4th edition（DSM-Ⅳ）. American Psychiatric Association, Washington, DC, 1994（高橋三郎，大野　裕，染矢俊幸訳：DSM-Ⅳ．精神疾患の診断・統計マニュアル．医学書院，東京，1996）
4) 山下　格：症状．精神科MOOK, No. 13 躁うつ病の治療と予後．金原出版，東京，pp.29-37, 1986
5) 傳田健三，佐々木幸哉，朝倉　聡他：児童・青年期の気分障害に関する臨床的研究．児童青年精神医学とその近接領域 42：277-302, 2001
6) 山下　格：若年周期精神病．金剛出版，東京，1989

Ⅳ. 症例呈示

A 大うつ病性障害

　大うつ病性障害とはうつ病の基本型であり，いわゆる内因性うつ病の多くが含まれる。DSM-Ⅳの「大うつ病エピソード」の抑うつ症状が少なくとも5つ以上存在し，それが2週間以上持続するものと定義されている。

1. 不登校としてカウンセリングを受けていた大うつ病性障害の症例

　【症例A】：女性，初診時15歳，中学3年生
　【主症状】：不登校，易疲労感
　【家族歴・生育歴】：両親とAの3人暮し。1人っ子。父親（46歳，会社員）は，仕事が多忙で帰宅は夜遅い。母親（42歳，専業主婦）は，やや過保護な養育をしたと自ら述べる。精神科的遺伝歴はない。
　【現病歴】：元来，真面目，温和で内向的な性格。成績は中位で，友達は多いほうではなかった。これまで学校生活においては，特に問題は認められなかった。

　中学2年生の2学期，仲が良くて話し相手であった親友が転校してしまった。それ以来，学校で話をする友達がいなくなり，やや孤立気味になっていた。宿泊学習のグループ編制をしたとき，Aだけグループが決まらず，とてもつらい思いをした。担任の配慮でグループは決まったが，それ以来，朝になると微熱，嘔気，腹痛が出現し，遅刻することが目立つようになった。次第に欠席が目立つようになり，結局宿泊学習には行けなかった。3学期からはまったく登校しなくなってしまった。

　家にいても，朝起きるのがつらく，午前中はボーッとしていることが多かったという。午後からは，好きなテレビや雑誌を見たりして過ごすが，まったく楽しめなかったという。運動していないのに疲れやすく，ため息ばかりついていた。食欲は低下し，半年で5kgの体重減少があっ

た。寝つきはよいが，2～3時間すると目が覚めてしまい，熟睡感がなかった。近医のクリニックで「不登校」ということで，半年ほどカウンセリングを受けていたが，状態はむしろ悪化していった。カウンセリングについては，「担当の先生は良い先生だったが，状態が悪くなって，申し訳ない気持ちになってしまった」と述べた。翌年（中学3年生）の4月，当科を紹介された。

【初診時所見】：初診時，Aは質問にはきちんと返答することができ，笑顔も交えながら的確に状況を伝えることが可能であった。もっともつらいことは，学校へ行こうと思っても，微熱，嘔気，腹痛のため登校できず，自分が情けないことであると述べた。しかし，その背景には，好きなテレビや雑誌も楽しめないという興味・関心の喪失，何をするのも億劫という気力減退，運動していないのに疲れやすいという易疲労感，好きなテレビ番組も集中して見ることができないという集中力の低下，中途覚醒および熟眠障害という睡眠障害，半年で5kgという体重減少，朝調子が悪く，午後から少し楽になるという日内変動などの症状からなる大うつ病性障害が存在することが明らかになった。確認してみると，自殺念慮も認められた。現在の状態は「うつ状態」であり，薬物療法と休養が必要であることを伝えると，Aは「薬で治るうつ病といわれてホッとした」と述べた。

【治療経過】：フルボキサミン25 mg/日から漸増し，2ヵ月後には100 mg/日とし，同量を継続した。症状は2週間目頃より改善しはじめ，睡眠，食欲が回復し，学校以外の場所に外出することが可能となった。3ヵ月後には好きなことを心から楽しんだり，本を読んだりすることも普通にできるようになり，母親から見てもほぼ本来の状態に戻ったという。面接でも生き生きとした表情になり，将来についても前向きに考えられるようになった。

中学3年生の2学期から登校が可能となった。当初は緊張感が強く，学校から帰ると疲れがたまった状態であったが，1ヵ月ほどで本来の状態に回復した。その後の経過はおおむね順調で，高校も希望校へ入学することができた。高校では，充実した学校生活を送ることができた。服薬は，高校1年生の7月まで続けた。現在は，大学生として安定した状態が続いている。

■ 症例Aの小括

本症例は，親友が転校するという別離体験のあと，宿泊学習のグループ編制において，自分だけグループが決まらないというみじめな出来事が重なった。本人としては，別離の寂しさに加えて，自尊心を深く傷つけられた体験であったと考えられる。しかし，当初は本人も周囲もうつ状態とは考えず，不登校として対応されていた。さらに，カウンセラーもうつ病の症状には気づかないまま，長期間にわたり精神療法を続けていたのである。初診時の様子は，笑顔を交えながら的確な応対をすることができ，表面的にはうつ病の印象は与えなかった。しかし，じっくりと話を聞いてみると，大うつ病エピソードの症状がほとんどすべて認められ，自殺念慮も存在した。中等症の大うつ病性障害と診断することができる。大人のうつ病の病像とも近似する部分が多い。薬物療法にはよく反応し，見違えるように軽快していったケースである。

B 気分変調性障害

　気分変調性障害は、長期間（児童、青年期では少なくとも1年間）持続する軽症うつ病性障害と定義されている。かつては、抑うつ神経症と同等に考えられていたが、経過中に大うつ病性障害を高率に合併したり、双極性障害に移行したりする症例も少なくない。

1. 約2年間にわたり軽症の抑うつ状態が持続していた気分変調性障害

　【症例B】：男性、初診時17歳2ヵ月、高校2年生
　【主症状】：気力減退、集中力低下
　【家族歴・生育歴】：父親（48歳、公務員）と母親（47歳、専業主婦）は、地方都市に在住。22歳の姉と18歳の兄がいるが、いずれも大学生として東京で1人住まいをしている。Bは大都市の進学高校に進み、寮生活を始めた。精神科的遺伝歴はない。
　【現病歴】：元来、内向的で几帳面な性格であった。中学3年生の秋頃から、特に誘因なく、いらいらしたり、なぜか落ちつかない気持ちになったりするようになった。うまく言葉で言い表せないが、憂うつで物哀しい感じになり、居ても立っていられなくなり、刃物で腕や手首を傷つけてしまうようになった。からだを傷つけると幾分ホッとした気持ちになり、落ちついたという。気力も集中力もいまひとつであったが、進学高校へ進むために必死で勉強したため、成績はむしろ向上し、学年でトップになった。学校も1日も休まなかった。食欲は落ちることはなく、睡眠も安定していた。自分では、それ以前の自分とは明らかに違うと自覚していたが、誰にも相談しなかった。進学高校入学後、寮生活を始めたが、同様の憂うつな気分が続いていたという。自傷行為も続いていた。しかし、授業には毎日きちんと通い、成績も中位を維持していた。
　高校2年生の2学期から、大学進学を志して受験勉強を始めたが、勉強をする気力がわかず、集中力も低下しており、勉強にならないため焦燥感が募った。また、以前と同様の憂うつな気分は常に存在しており、自傷行為もエスカレートしていった。次第に趣味の読書や音楽にも興味がわかなくなり、学校も休みがちとなった。このままだと大学進学が難しくなるのではないかと不安になり、自ら当科を受診した。
　【治療経過】：初診時は、1人で来院し、淡々とした口調で、自らの状態を的確に述べることができた。性格的な問題は感じられず、治療意欲も十分認められた。現在の状態については、「うつ病ではないかと思っていた」と述べた。出席日数の関係から、出席を続けながら薬物療法を行うことで同意した。
　薬物療法は、フルボキサミンから開始したが無効であった。ミルナシプランに変更したところ、効果がみられたため漸増した。ミルナシプランを125 mg/日まで増量したところ、急速に状態が改善したため、それを維持した。本人によれば、2年ぶりに霧が晴れたような感じになり、本来の自分を思い出したという。憂うつな気分もなくなり、気力や集中力も回復し、自傷行為もまったく消失した。面接中も、淡々とした口調は変わらなかったが、自然な笑顔がみられるようになっ

た．初診から半年後には寛解状態となったため，次第に薬物を減量していった．受験勉強へも集中でき，志望の大学にも合格した．本人の希望により，大学入学前に薬物療法は中止した．その後も再発することなく経過している．

■ 症例 B の小括

本症例は，中学 3 年生の秋頃（15 歳）から，特に誘因なく，抑うつ気分（いらいら感）が出現し，気力低下，集中力低下が，途絶えることなく約 2 年間持続していた．このように軽症のうつ状態が 1 年以上（成人では 2 年以上）持続する時，気分変調性障害と診断する．刃物で腕や手首を傷つけてしまうという自傷行為は，衝動性のコントロールの拙劣さを推察させるが，全体を通して考えると，神経症性あるいは性格的要素の強いうつ病とは考えにくく，軽症で長期に持続する内因性うつ病という印象が強かった．薬物療法に対する反応性も良好で，寛解していく経過も大人の内因性うつ病の症例と近似するところが多かった．本人の希望で比較的早く薬物療法を終了したが，今後は再発の可能性，あるいは病型の移行などが問題となるかもしれない．

C 摂食障害と合併した軽症うつ病

子どものうつ病は，うつ病単独で発症するよりも，他の精神疾患と合併して発症することが多い．特に，不安障害〔パニック障害，社会不安障害，強迫性障害，外傷後ストレス障害（PTSD）など〕，摂食障害，注意欠陥多動性障害（AD/HD），行為障害などと合併する場合が多い．

1. 神経性無食欲症（拒食症）と同時に軽症うつ病を発症した症例

【症例 C】：女性，初診時 11 歳 2 ヵ月，小学 6 年生
【主症状】：食欲不振，易疲労感
【家族歴・生育歴】：父親（44 歳，会社員），母親（39 歳，パート店員），兄（13 歳，中学 2 年生），C の 4 人暮し．母親は大学生時代，神経性無食欲症のために精神科通院歴がある．母親は神経質で，干渉的な面がみられた．
【現病歴】：元来，几帳面で人に気を使う性格であった．担任によれば，皆が嫌がる委員を進んで引き受けてしまうところがあったという．小学 6 年生の 4 月，学級委員長に選ばれたが，内心では負担に感じていた．同じ頃，感冒症状，下痢症状が 2 週間ほど続き，近医で点滴を受けた．5 月に入り，感冒症状は改善したが，食欲は低下したままであり，水分摂取量も減少した．この頃，母親の仕事が多忙で，C は夕食を 1 人で食べることが多かったという．食欲の低下に伴い，疲れやすくなり，体育の授業を休むようになった．家では好きなテレビも見なくなり，趣味の絵を描くこともしなくなった．次第に，学校は休みがちになり，家では横になっているか，1 人でボーッとしていることが目立つようになった．睡眠は良好であった．小児科で点滴を受けたが改善せず，当科を紹介された．初診時，身長 130 cm，体重 21 kg であった．

【治療経過】：初診時，無表情で，生気に欠け，問いかけに対する反応が乏しかった．痩せ願望は認められないが，「なぜかわからないが，太ることが恐い」と述べた．痩せによる体力低下だけでは，説明できない興味・関心の喪失，集中困難が認められた．2ヵ月で5kgという急激な体重減少が認められたため，小児科へ入院し，週1回当科へ通院することになった．

小児科入院後，末梢からの点滴が開始されたところ，1,000 kcal/日ほどの食事がとれるようになった．経口摂取が可能になるに従い，疲労感は消失し，面接でも生き生きとした表情となり，笑顔もみられるようになった．しかし，テレビを見たがらない，好きな漫画も読めないなど，興味・関心の低下，集中困難は依然として続いていた．当初は摂食障害の治療が第一と考え，抗うつ薬による薬物療法は行わなかった．摂食障害に対しては，体重増加に合わせた段階設定を行い，治療目標とした．すなわち，体重が23 kgで外出，25 kgで外泊，27 kgで退院という目標値を設定しモチベーションを高めていった．その結果，約2ヵ月で目標の体重に到達し小児科を退院した．

小児科退院後，摂食の問題はおおむね本来の状態に回復したが，軽度ではあるが，興味・関心の低下，気力減退，集中力低下が持続した．フルボキサミン25 mg/日を開始したところ，興味・関心，気力，集中力は比較的急速に改善した．登校も可能となり，学校生活も楽しめるようになった．その後の経過は順調で，充実した中学生活を送っている．薬物療法は，フルボキサミンを50 mg/日を維持量として6ヵ月間服用した後，漸減中止した．

■ 症例Cの小括

本症例は心身のストレスのあと，神経性無食欲症（拒食症）になり，それとほぼ同時に軽度のうつ病（小うつ病性障害）を発症したケースである．神経性無食欲症は低体重，低栄養状態が続くため，体力低下による元気のなさ，疲れやすさ，表情の乏しさなどが出現することが多く，うつ状態との鑑別が困難な場合がある．しかし，本症例のように，体重がある程度回復し，身体状況が改善したあとも，テレビを見たがらないなどの興味・関心の低下，漫画も読めないなどの集中力減退，何事もする気になれないなどの気力減退などの抑うつ症状が持続する場合は，うつ病の合併を疑うべきである．摂食障害は神経性無食欲症，神経性大食症（過食症）のいずれもうつ状態を合併しやすいといえる．薬物療法は，SSRI（選択的セロトニン再取り込み阻害薬）のフルボキサミンが著効した印象であった．神経症圏の病態と軽度のうつ病が合併した，典型的な症例と考えられる．

D 双極性障害（躁うつ病）

双極性障害とは，従来躁うつ病と呼ばれてきた病態である．現在では，双極Ⅰ型障害と双極Ⅱ型障害の2つに大別される．双極Ⅰ型障害とは，うつ病相では大うつ病性エピソードを表し，躁病相でも入院が必要とされるほどの重症の躁病エピソード（典型的な躁病）を示すものである．一方，双極Ⅱ型障害とは，うつ病相では大うつ病性エピソードを表すが，躁病相では軽躁病エピ

ソード（軽症の躁状態）を示すことが特徴である。しかし，双極Ⅱ型障害は単に双極Ⅰ型障害の軽症型というわけではなく，Ⅰ型と比較して頻回な病相，長い病相期間や短い病相間隔を有するという特徴があり，臨床遺伝学的研究からもⅠ型とⅡ型は異なった臨床類型であると考えられるようになっている。

1. 軽躁状態から発症した双極Ⅱ型障害

【症例D】：男性，初診時14歳6ヵ月，中学2年生
【主症状】：元気がない時期と活動的な時期を繰り返す
【家族歴・生育歴】：両親，兄妹との5人暮し。父親（45歳，自営業），母親（46歳，専業主婦），兄（17歳，高校2年生），妹（9歳，小学3年生）である。父方祖父にうつ病による入院歴がある。
【現病歴】：元来，几帳面で内向的な性格であった。中学2年生の8月，テニス部のキャプテンを任せられてから，何となく自信と勇気がわいてくるような感じがしたという。自分でも，とにかく頑張らなくてはならないと責任を感じていた。毎朝4時に起きて自主トレを行い，部活も勉強も頑張るようになった。何に対しても積極的になり，さまざまな活動に出て歩き，毎月の小遣いも数日で使い果たしてしまうようになった。母親から見ても，性格が変わったような印象であったという。そのような状態が，約1ヵ月間続いた。ところが9月初旬，発熱，咳嗽，咽頭痛などの感冒症状が2週間ほど続いた。その後，朝起床時に頭痛，立ちくらみ，全身倦怠感が出現し，学校を休むようになった。家にいても寝てばかりで，勉強も手につかず，テレビやゲームもまったく楽しめなくなった。食事も夕食しか取らなくなり，体重も減少した。内科を受診し，さまざまな検査を行ったが，身体疾患は認められず，中学2年生の12月，当科を紹介された。
【治療経過】：疲れた表情であるが，質問には的確に答え，治療意欲も十分認められた。現在の状態は，興味・関心の喪失，集中力の減退，気力低下，過眠，食欲低下，体重減少，日内変動などからなる大うつ病エピソードと判断し，フルボキサミン25 mg/日から開始し，次第に増量していった。服用後2週目頃より，家ではテレビやゲームが楽しめるようになったが，学校へ行くと疲れて早退することが続いた。無理を続けると，発熱，感冒症状が出現し，数日間寝込む状態になってしまうため，学校は休みがちであった。

治療開始3ヵ月後，急に朝早く起きることができるようになり，自然に，意欲がみなぎり，自信がわいてきた。活動的で何に対しても積極的に動くようになり，中学2年生の夏と同様の状態となったため，リチウム200 mg/日を加え，フルボキサミンを減量していった。その後，リチウム400 mg/日を維持量として継続した。友達関係でストレスがかかり，落ち込んだり，いらいらして不安定になったりすることもあったが，その後は明らかな躁状態やうつ状態に陥ることはなかった。同用量で約2年間治療継続したが，安定した状態が続いたため治療を終了した。その後も再発はみられていない。

症例 D の小括

本症例は，軽躁状態から発症した双極Ⅱ型障害と考えられる。うつ病エピソードと軽躁病エピソードを繰り返すことが特徴である。治療は，感情調整薬（リチウム，バルプロ酸，カルバマゼピン）が基本であるが，躁状態がいちじるしいときには抗精神病薬を，うつ病エピソードが強い時には抗うつ薬を併用する場合が少なくない。本症例では，初診時に一時期抗うつ薬を使用したが，それ以降はリチウム単剤で経過を追った。今後は再発の問題が課題と考えられる。

V. わが国の小・中学生に抑うつ傾向はどのくらい存在するのか

A 小・中学生の抑うつ傾向に関する実態調査

わが国の一般の小・中学生における抑うつ傾向について検討するため、Birleson自己記入式抑うつ評価尺度（Birleson Depression Self-Rating Scale for Children、以下DSRS-C）を用いて調査を行った[1,2]。ここでは、その概略を説明したいと思う。DSRS-Cは、子どもの抑うつ症状に関する18項目からなり、最近1週間の状態について子ども自身が3段階評価を行うものであり、フル・スコアは36点、カットオフ・スコアは16点である（**表4**）[3,4]。

札幌市、千歳市、岩見沢市の小・中学校56校の協力を得て、小学校1年生から中学校3年生までの20,486人に調査票（DSRS-C）と説明文書を送り、児童・生徒および家族が調査への協力に同意した場合に、同封の返信用封筒で返送してもらった。調査票は無記名とした。その結果、3,378人（16.5％）が返送し、そのうち有効な回答は3,331人であり、それを今回の検討の対象とした。

B わが国の小・中学生における高い抑うつ傾向

全対象のDSRS-C平均得点は、$9.02±5.81$点（男子$8.63±5.30$、女子$9.35±6.91$）であり、これまでの欧米の報告と比べて高い値であった。DSRS-C得点は、女子が男子に比べて有意に高く（$p<0.001$）、年齢が上がるごとに得点も有意に上昇していた（$p<0.001$）。地域において有意差はなかった。

DSRS-Cのカットオフ・スコアを16点とすると、16点以上の抑うつ群は全体の13.0％（男子9.8％、女子15.8％、小学生7.8％：中学生22.8％）に上り、諸外国の報告と比べて高い値であった（**図6**）。

抑うつ群の年齢分布を**図7**に示した。小学校低学年では性差はないが、男子においては中学1

■表4 バールソン自己記入式抑うつ評価尺度（Birleson's depression self-rating scale for children, DSRS-C；日本版）[4]

> わたしたちは，楽しい日ばかりではなく，ちょっとさみしい日も，楽しくない日もあります。みなさんがこの一週間，どんな気持ちだったか，当てはまるものに○をつけて下さい。良い答え，悪い答えはありません。思ったとおりに答えて下さい

		いつもそうだ	ときどきそうだ	そんなことはない
1	楽しみにしていることがたくさんある	[ ]	[ ]	[ ]
2	とても良く眠れる	[ ]	[ ]	[ ]
3	泣きたいような気がする	[ ]	[ ]	[ ]
4	遊びに出かけるのが好きだ	[ ]	[ ]	[ ]
5	逃げ出したいような気がする	[ ]	[ ]	[ ]
6	おなかが痛くなることがある	[ ]	[ ]	[ ]
7	元気いっぱいだ	[ ]	[ ]	[ ]
8	食事が楽しい	[ ]	[ ]	[ ]
9	いじめられても自分で「やめて」と言える	[ ]	[ ]	[ ]
10	生きていても仕方がないと思う	[ ]	[ ]	[ ]
11	やろうと思ったことがうまくできる	[ ]	[ ]	[ ]
12	いつものように何をしても楽しい	[ ]	[ ]	[ ]
13	家族と話すのが好きだ	[ ]	[ ]	[ ]
14	こわい夢を見る	[ ]	[ ]	[ ]
15	独りぼっちの気がする	[ ]	[ ]	[ ]
16	落ち込んでいてもすぐに元気になれる	[ ]	[ ]	[ ]
17	とても悲しい気がする	[ ]	[ ]	[ ]
18	とても退屈な気がする	[ ]	[ ]	[ ]

村田豊久，清水亜紀，森陽二郎，大島祥子：学校における子供のうつ病—Birlesonの小児期うつ病スケールからの検討—．最新精神医学 1：131-138, 1996

年生から，女子においては小学6年生から増加しはじめ，女子が男子よりもいちじるしい増加傾向を示していた。これは，欧米における子どものうつ病の疫学研究とおおむね同じ結果ということができる。

C 小・中学生の抑うつ症状の特徴

　表5には，男女別に見た高得点の項目を示した。男女ともに，「やろうと思ったことがうまくできない」「何をしても楽しくない」「とても退屈な気がする」「楽しみにしていることがない」などの「楽しみの減退」を表す項目と，「お腹が痛くなることがある」「怖い夢を見る」「あまり眠れない」などの身体症状の項目が上位を占めた。

　因子分析を行った結果（最尤法，プロマックス回転），2因子が抽出され，第1因子は「楽しみの減退」，第2因子は「抑うつ・悲哀感」と解釈された（表6）。この2因子はDSM-Ⅳ（アメリカ精神医学会の診断基準）のうつ病の主症状として取り上げられているものであり，小児・思春期の抑うつ症状と成人の大うつ病エピソードの症状との近似性が示唆された。さらに，抑うつ群と非抑うつ群についてそれぞれ同じ方法で因子分析を行ったところ，同様に2因子が抽出でき，抑うつ群では，第1因子は「抑うつ・悲哀感」，第2因子は「楽しみの減退」であり，非抑うつ

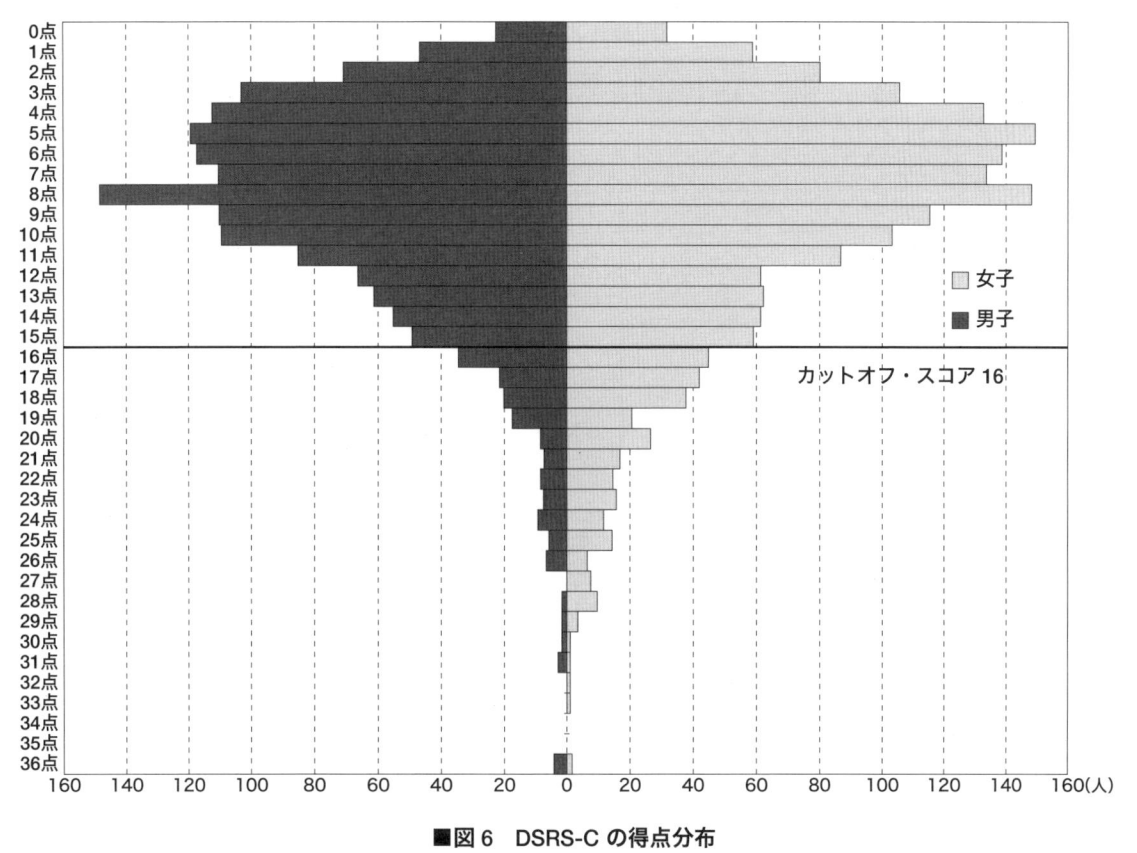

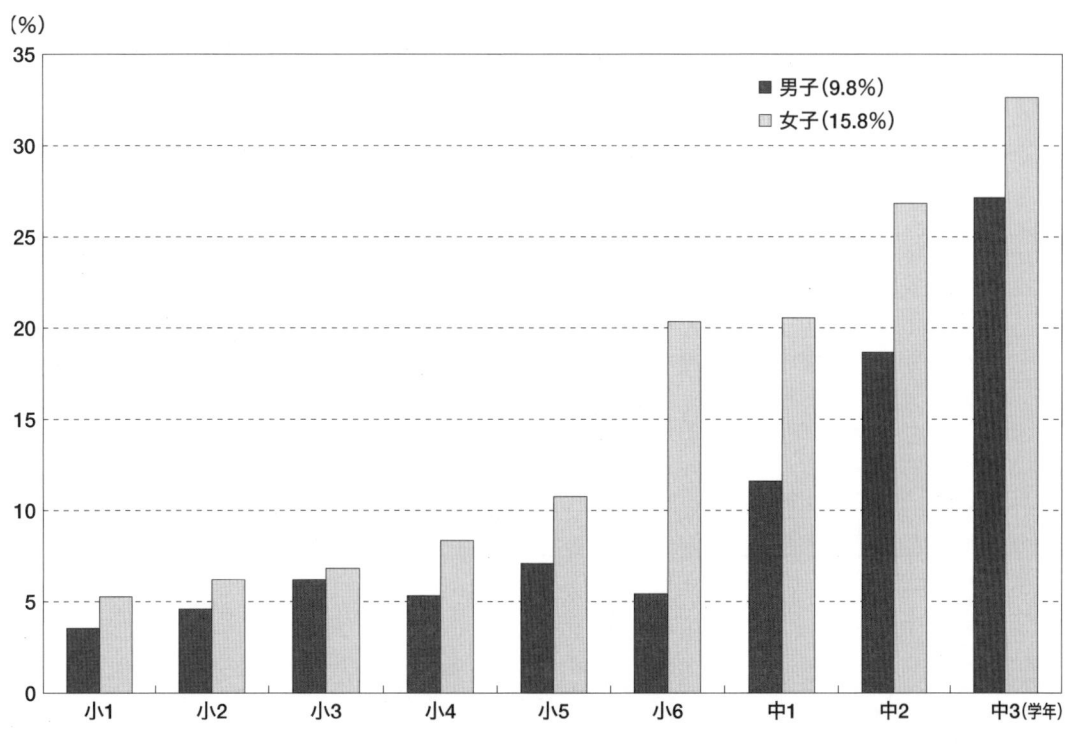

V. わが国の小・中学生に抑うつ傾向はどのくらい存在するのか　37

■図6　DSRS-C の得点分布

■図7　抑うつ群の年齢分布

■表5 男女別にみた高得点の項目

男 子	順位	女 子
やろうと思ったことがうまくできる（できない）	1位	やろうと思ったことがうまくできる（できない）
とても退屈な気がする	2位	いつものように何をしても楽しい（楽しくない）
いつものように何をしても楽しい（楽しくない）	3位	おなかが痛くなることがある
おなかが痛くなることがある	4位	楽しみにしていることがたくさんある（ない）
楽しみにしていることがたくさんある（ない）	5位	とても退屈な気がする
とてもよく眠れる（眠れない）	6位	こわい夢を見る
家族と話すのが好きだ（好きではない）	7位	落ち込んでいてもすぐに元気になれる（なれない）
こわい夢を見る	8位	いじめられても自分で「やめて」といえる（いえない）
落ち込んでいてもすぐに元気になれる（なれない）	9位	とてもよく眠れる（眠れない）
食事が楽しい（楽しくない）	10位	泣きたいような気がする

■表6 DSRS-Cの因子分析（因子パターン行列）：全対象

項目／因子	第1因子 楽しみの減退	第2因子 抑うつ・悲哀感
第1因子：楽しみの減退		
12. 何をしても楽しくない	0.739	
7. 元気いっぱいではない	0.690	
8. 食事が楽しくない	0.621	
1. 楽しみにしていることがない	0.600	
13. 家族と話すのが好きではない	0.586	
11. やろうと思ったことがうまくできない	0.500	
4. 遊びに出かけるのが好きではない	0.472	
16. 落ち込んでいてもすぐには元気になれない	0.451	
2. よく眠れない	0.376	
第2因子：抑うつ・悲哀感		
17. とても悲しい気がする		0.769
3. 泣きたいような気がする		0.702
15. 独りぼっちの気がする		0.617
5. 逃げ出したいような気がする		0.552
10. 生きていても仕方がないと思う		0.436
14. こわい夢を見る		0.366
6. おなかが痛くなることがある		0.308
因子寄与	5.24	1.66
因子寄与率（％）	29.13	9.22
累積寄与率（％）	29.13	38.36

群では，第1因子は「楽しみの減退」，第2因子は「抑うつ・悲哀感」であった．以上のことから，「楽しみの減退」は健康な小・中学生の中にもある程度普遍的に存在する因子であり，「抑うつ・悲哀感」の程度が強くなると障害としての抑うつ状態に近づいていくことが示唆される．

また，項目10の「生きていても仕方がないと思う」は，自殺念慮の有無を確認する重要な項

目である。自殺念慮が存在する小・中学生は，「ときどき」と「いつも」を合わせると18.8%に認められ，「いつも」は4.0%であった。この値は，欧米の報告とおおむね同じ値であった。

D わが国の小・中学生におけるうつ病の有病率

諸外国の子どものうつ病に関する疫学研究を総覧すると，自己記入式評価尺度のカットオフ・スコアを超えた対象のうち，うつ病と診断できるものは20～30%である。以上から，DSRS-C高得点群のうちの少なく見積もって20%がうつ病であると仮定すると，今回の調査の対象の2.6%（小学生1.6%，中学生4.6%）がうつ病であると推定された。これは，欧米において報告されている，児童・青年期のうつ病の有病率（児童期0.5～2.5%，青年期2.0～8.0%）にほぼ合致する値であった。以上の結果から，わが国の小・中学生の中に抑うつ症状をもつ子どもたちがかなりの割合で存在すること，さらには欧米の報告と同じ程度にうつ病が存在する可能性が示唆された。

E 高い抑うつ傾向の意味

今回の実態調査における高い抑うつ傾向は，何を意味しているのであろうか。以下に考察してみたいと思う。

1. 子どものうつ病が増えている

第一に，実際に子どものうつ病が増加している可能性が考えられる。今回の調査では，一般の小・中学生の2.6%（小学生1.6%，中学生4.6%）がうつ病であると推定された。大人のうつ病の時点有病率は約5%と考えられているので，中学生はほとんど大人と同じ値であるということができる。近年，大人のうつ病が急激に増加している中で，子どものうつ病も同じように増加している可能性が考えられる。子どもも大人と同じ時代，同じ現実に生きているので，子どもにもうつ病が増加しているのはむしろ当然のことであると考えるべきなのだと思われる。

2. 子どもの不適応の表現型が「うつ」という形をとりやすくなっている

カットオフ・スコアを超えた対象のうち，本当にうつ病と診断できるものを20%とすると，残りの80%のDSRS-C高得点群の子どもたちはどう考えたらよいのだろうか。一部は他の精神疾患，あるいは不適応（たとえば，不登校や身体症状など）を示す子どもたちである可能性がある。先に述べたように，子どものうつ病は他の精神疾患や不適応状態に合併して生ずることが少なくない。たとえば，不安障害（パニック障害など），摂食障害（拒食症，過食症），強迫性障害，社会恐怖（対人恐怖症），外傷後ストレス障害（PTSD），注意欠陥多動性障害（AD/HD），行為障害，不登校などの子どもたちにうつ状態が合併することが多い。最近，上記のようなこれまで神経症といわれた疾患が，高率にうつ状態を合併することが明らかになってきた。これは，神経症の病態がうつ病と近縁の病態であるということだけでなく，子どもの不適応の表現型が「うつ」

という形をとりやすくなっていることを意味しているのかもしれない。つまり，自分だけでは対処できない問題にぶつかると，「うつ」の症状を出しやすくなっているということができるかもしれない。

3. 現代の小・中学生は疲れている

　子どもの高い抑うつ傾向は，現代の小・中学生が疲れていることを意味している可能性がある。現代の小・中学生は，かなり多忙である。週休2日制のため，ウイークデイは詰め込み教育がなされ，放課後や週末は学習塾，部活，習い事，スポーツ・クラブなどが目白押しである。テレビも見たい番組がたくさんあり，漫画やテレビ・ゲームなど子どもたちの遊びたいものは山積している。さらに，インターネットや携帯電話が小・中学生の間にも急速に普及しており，子どもたちの自由時間をかなり浸食しつつあるのが現状である。ほどよい多忙は人に充実感を与えるが，それが過剰になると「うつ」を生み出す根源となる。過剰な多忙は結果的に複雑な対人関係を生み，体力を消耗させ，憩いや団欒を減らし，孤独を生むものである。子どもたちを取り巻く楽しい刺激でさえ，それが過剰になればストレスになると考えられる。

　多忙で疲れているために評価尺度が高得点を示す子どもたちは，何かのきっかけや環境の変化，あるいは背負いきれないストレスに遭遇して，うつ病を発症する危険性を秘めていることに注意する必要があるだろう。少なくとも，うつ病の予備軍が増えているという認識をもつ必要があると考えられる。

4. 抑うつ症状を表す言葉が小・中学生にとってありふれたものになっている

　マスメディアが発達して情報化・国際化が進み，インターネット，Eメール，携帯電話などのコミュニケーション・ツールが急速に普及した現代社会において，小・中学生も日常的にさまざまな情報に触れる機会が増えている。その中には残酷で，過激で，露骨な表現もある一方で，知的で，情味に溢れ，感動的で，心を揺さぶる表現もあるかもしれない。そのような現代社会に生きているわが国の小・中学生にとって，DSRS-Cの項目の表現や，「気力がない」「憂うつだ」「集中力がない」「疲れやすい」「こんな人生やってられないよ」などの抑うつ症状を表す言葉はごくありふれたものになっており，日常会話の中でも普通に使われるようになっているのではないだろうか。子どもたちが自分のさまざまな感情を表現する言葉をもつようになったということがいえるかもしれない。

5. 子どもたちが自分の「うつ」を認識しはじめた

　子どもたちが，自分のさまざまな感情を表現する言葉をもつようになったということは，自分の中の「うつ」を認識しはじめたということでもある。これは，子どもにとってどんな意味をもつのだろうか。私は，子どもが自分の中の「うつ」に気づくことはとても大切なことであると考えている。抑うつ状態に陥った患者さんへの治療の第一歩は，自分は抑うつ的であるということを認めること，そして，自分の抑うつ症状を認識することなのである。丁寧に時間をかけて，この作業を患者さんと一緒に行っていくことが精神科医の重要な仕事であるといえる。自分の「う

つ」を認識できるようになると，感情を客観視することができるようになり，それだけで抑うつ感情は幾分和らぎ，対処法がみえてくるようになる。自分の中の「うつ」に気づくことは，それを乗り越える重要な一歩なのである。ちなみに，抑うつ評価尺度を用いたスクリーニング調査を行うと，相談機関や病院への受療行動が増加し，自殺率が明らかに減少するという研究結果がある。

　いずれにしろ，子どもたちが自分のさまざまな感情を表現する言葉をもつようになり，自分の中の「うつ」を認識しはじめたことが，DSRS-C の高得点に関連しているということができるかもしれない。

■文　献

1) 傳田健三：子どものうつ，心の叫び．講談社，東京，2004
2) 傳田健三，賀古勇輝，佐々木幸哉他：小・中学生の抑うつ状態に関する調査—Birleson 自己記入式抑うつ評価尺度（DSRS-C）を用いて—．児童青年精神医学とその近接領域 45：424-436, 2004
3) Birleson P : The validity of depressive disorder in childhood and the development of a self-rating scale : a research report. J child psychol psychiat 22 : 73-88, 1981
4) 村田豊久，清水亜紀，森陽二郎，大島祥子：学校における子どものうつ病—Birleson の小児期うつ病スケールからの検討—．最新精神医学 1：131-138, 1996

VI. 小児のうつ病の治療

A 初回面接の重要性[1,2]

　子どものうつ病の治療の正否は，初回面接によって決まるといっても過言ではない。子どもは，自分が病気であるという認識に乏しく，何をされるのかもわからぬまま，まったくしらない所に連れてこられているので，大きな不安と恐怖を抱いている。したがって，まず治療者は子どもが抱いている不安，恐怖，緊張，困惑などの感情を十分に汲む必要がある。不安や緊張が強いときには，「少し不安なのかな」「ちょっと緊張しているかな」と声をかけたり，「大丈夫だよ」と言ったりして保証を与える。

　初診時には，相手が年少の幼児であっても，必ず自己紹介をして，「少しお話しを聞かせて下さい」と伝える。治療者には，子どもであっても一人の人格として尊重する謙虚で真摯な態度が求められる。すなわち，子どもと対等な立場で，同じ高さに視点を下げて，正直に接し，子どもが困っていることを一緒に考えていこうとしている姿勢を伝えていく。そして治療者は，一方では可能な限り安心を与えながら治療関係を構築し，他方では冷静に状態を観察し，診断するという複眼的視点が必要である。

　初診時において，大人の診察のように「今日はどのようなことで来たのか」と尋ねても，答えることができる子どもは少ない。そこで，治療者は「今日は自分の意思でいらしたのですか，それともお母さんにいわれていらしたのですか」と尋ねる。二者択一の質問は，答えやすいということが理由の一つである。もし，自分の意思で来たという答えであれば，どのようなことで来たのか，という本題にすぐに入ることができる。お母さんにいわれて来たという答えであっても，そういわれた時にどんな気持ちがしたか，嫌な気持ちはしなかったか，自分でも誰かに相談してみたい気持ちがあったかを聞いてみると話が広がっていく。また，その答えのありようによって，どれくらい表現力があるか，自分の問題についてどれくらい認識しているかを推測することができるのである。

次に「いま,一番つらいこと,あるいは困っていることは何ですか」と尋ねる。うつ病の子どもの場合,それは身体症状であったり,学校へ行けないという行動面の問題であったりすることが少なくない。まず,「大変だったね」「つらかったね」と,これまでの苦しかった体験や耐え忍んできた経過に心から共感の気持ちを伝える。そして,その時どんな気分だったか,どのようにつらかったのかを聞いてみる。そのようなやりとりをしていくと,身体症状や行動の問題の背後にうつ病の諸症状が垣間見えてくるのである。

　子どもの場合,抑うつ症状を的確に表現することも,きちんと認識することも困難なことが多いため,抑うつ傾向が少しでも存在すると判断したら,抑うつ症状の一つひとつを丁寧に確認していく必要がある。子どもは心のあり方の特徴が,それぞれの症状の中に出やすいと考えられるため,症状を丁寧にとらえていくことが,子どもの心理を明らかにする第一歩であるといえる。

　初回の面接では,何よりも本人が自分のからだと心の苦しさ,つらさを十分に話し,うまく表現できないところを適切な質問に答えることによって,問題が明らかにされていくことが重要である。自分の苦痛が医療者に正しく伝わり,理解されたという実感が初めの大きな心の支えになるのである。

B　どのようなときに「うつ」を疑うか

1. 学校へ行き渋るようになった

　それまで特に問題なく登校していた子どもが,学校へ行き渋るようになったとき,うつ症状が存在するかどうかを確認しておく必要がある。学校へ行き渋るようになった理由が明らかな場合でも(たとえば,いじめなど)明らかではない場合でも,うつ症状が存在するかどうかを確認しておいたほうがよい。この場合,不登校との鑑別が問題になる。第一に,学校へ行かなければならないというプレッシャーがない状況において元気かどうか,第二に,もっともリラックスできる状況で自分の好きなことを本当に楽しめるかどうか,第三に,いじめなどの明らかな心因があったとしても,うつ病の中核症状がそろっているかどうかが鑑別のポイントになると思われる。

2. 身体症状が続いているが,検査では異常がない

　子どものうつ病は,身体症状が出現しやすいことが特徴である。その症状は非特異的で,やや漠然としており,計量化しにくい(疲労感,倦怠感,痛み,微熱,からだが重いなど)ことが少なくない。そのような場合,小児科に行って検査をしても異常所見が認められず,気の持ちようだ,あるいは性格的なものだと片づけられる場合がある。また,症状自体が漠然としているため,両親も学校の先生も,本人には申し訳ないが「本当に症状なのだろうか」という疑問が生じてくることもまれではない。しかし,うつ病の場合,本人はからだの症状がつらく,困っている。症状の訴えはさほど執拗ではなく,誇張的でもない。つまり,うつ病の子どもたちの身体症状は決して演技ではなく,本当に痛く,だるく,つらく,苦しいのである。そして,それを独りで我慢

していることがほとんどである。

3. 睡眠障害，食欲障害が存在する

　一般に，大人は嫌なことがあったりストレスがかかったりすると，容易に不眠や食欲不振が出現するが，子どもはそう簡単に不眠や食欲不振は出現しないものである。子どもに睡眠障害や食欲障害が出現したら，子どもの心に重大な問題が生じていると考えるべきである。特に，夜中に目が覚めて眠れない「中途覚醒」や，朝早く目が覚める「早朝覚醒」が続く場合，あるいは食欲不振が続き体重が減少する場合にはうつ病を疑う必要がある。筆者は，うつ病を精神の病気というより，からだの病気であると考えているので，睡眠障害と食欲障害にもっとも注意を払っている。睡眠と食欲は，人間が生きていくうえでもっとも基本的な機能だからである。

4. 涙もろくなり，自分を責めるようになった

　特にきっかけもないのに，些細なことでめそめそしたり，涙もろくなったりする場合や，必要以上に自分を責めたり，くよくよと後悔ばかりする場合も注意が必要である。そのような状態が続く場合には，うつ病を疑ってみる。一見，明らかな理由があったとしても，このような状態が2週間以上続く場合には注意が必要である。

5. 環境の変化やライフイベントが存在する

　不調の前に，環境の変化やライフイベント（進学，卒業，転校，引っ越しなど）が存在する場合も注意が必要である。うつ病の発症前に，このようなきっかけがある場合が少なくない。大人のうつ病では，昇進や転勤がきっかけになる場合が少なくないが，子どもにおいても同様に環境の変化が存在する場合がみられる。そのことが本人にとって嫌なことではなくても，あるいはむしろ期待していたり，待ち望んでいたりする事柄であっても，うつ病のきっかけになることがある。

C 治療の概略

　うつ病の治療には，総合的なアプローチが必要である。はじめに，総合的な治療における要点を述べてみたい。
　①病気の説明と治療への同意：本人および家族に対して，病気の詳しくわかりやすい説明と治療に関する同意が必要である。同時に治療への動機づけを行っていく努力も求められる。
　②治療の形態：外来治療か入院治療かを検討する。原則として外来治療が行われるが，自殺念慮が強い場合や，食事がとれない場合などは入院治療が考慮される。
　③十分な休養：うつ病とは心身ともに疲れ果てた状態であるので，十分な休養が不可欠である。十分な休養なしには，どんな治療も成立しない。
　④薬物療法：うつ病は「からだの病気」であるから，大人と同じように薬物療法が基本である

■表1　うつ病治療の7原則[3]

1. 軽いけれども治療の対象となる「不調」であって単なる「気のゆるみ」や「怠け」ではないことを告げる
2. できることなら，早い時期に心理的休息をとるほうが立ち直りやすいことを告げる
3. 予想される治癒の時点を告げる
4. 治療の間，自己破壊的な行動（たとえば，自殺企図など）をしないことを約束してもらう
5. 治療中，症状に一進一退のあること（三寒四温的な起伏のありうること）を繰り返し告げる
6. 人生にかかわる大決断は，治療終了まで延期するようアドバイスする
7. 服薬の重要性，服薬で生じるかもしれない副作用をあらかじめ告げ，関心のある人にはその作用機序を説明する

笠原　嘉：軽症うつ病―「ゆううつ」の精神病理，講談社現代新書，1996

と考えられる。近年，選択的セロトニン再取り込み阻害薬（SSRI）や選択的セロトニン・ノルアドレナリン再取り込み阻害薬（SNRI）の登場により，うつ病の薬物療法に大きな変化がみられるが，副作用も問題になっている。詳細は後述する。

⑤精神療法：子どものうつ病の治療において，精神療法は大人の場合より大きな役割を担っている。初回面接の配慮，病相期による対応の違い，認知療法について後述する。

⑥家族への援助：本人も苦しいが，家族もまたつらいのがうつ病の特徴である。家族の対応の方法について，詳しく述べたいと思う。

⑦社会復帰への援助：学校へ復帰する際には，周囲の細心の注意が不可欠である。学校の対応の方法についても述べたいと思う。

⑧再発防止：再発防止のための薬物療法の工夫，予防に関してできることを述べてみたいと思う。

表7には，笠原嘉[3]による「うつ病治療の7原則」を示した。これは，大人のうつ病の急性期治療の原則であるが，子どもの場合も基本的には同じであると考えられる。

D 精神療法的アプローチ

子どものうつ病の精神療法に特別な方法はない。子どものうつ病の精神療法は，ごく常識的なアプローチがもっとも適していると考えられる。それは，心身ともに疲れ果てている子どもに休息をすすめ，干渉的にならないように傍らに寄り添い，症状を確認しながら，つらかったこれまでの状況を理解し，元気が出てきたら，焦らずに少しずつ，これからできることを共に考えていくということにつきる。以下に，治療の時期に応じた基本的な対応について述べてみたい。

1. 治療の初期に行うこと

初期の面接で行うことは，子どもの症状を把握すること，良好な治療関係を形成すること，子どもの感情の動きや考え方を確認すること，治療の動機づけを行うことである。

初回面接のところで述べたように，まず子どもの症状を聞いていくが，本人の話す内容がどん

なにつたなくても，まとまりがなくても，すぐに訂正したりすることなく子どもの言葉に十分な関心をもって傾聴することが重要である。ただし，子どもの場合，言葉がなかなか出てこないことや，質問とは違う内容が述べられたり，言いたいことがうまくいえなくて困惑したり，ただただ「わからない」としか言わないこともある。子どもが言いよどんだり，言葉に詰まったりしたときには短い相槌を打ったり，きっかけを与えたりしながら，うまく言葉が出るような配慮をしていく。また，相手が特に力が入った部分では自然に聞き手も大きくうなずいたり，子どもの言葉を繰り返したりする。ある程度話したところで，子どもが伝えようとしていることを，「～ということなのね」と確認していく。子どもは，治療者がきちんと理解してくれていることがわかり，安心するだけでなく自分の感情や考えの確認にもなる。また，治療者はよく意味のわからないところは問い返し，相手が言いたいことをうまく表現できないときには，「もし間違っていたら悪いけど，～ということなのかな？」と聞いてみる。もしそれが適切な表現であれば，子どもは自分の感情や考えがうまく言語化された体験をして，すっきりした気持ちになるだけでなく，自己の再確認にもなるだろう。そして，話の時どきに励ましや労りをさりげなくはさんで，これまでの苦しかった体験や耐え忍んできた経過に心から共感の気持ちを伝えていく。また，自分の体験をつたなくても何とか言えたときには，「よく言えたね」「すごくわかる気がするよ」と心からの賞賛を送る。

　要するに，診察場面では子ども自身が主役で，治療者は話の糸口をつけるだけであり，話されることを熱心に受け止め，ためらうときには自然に元気づけ，うまく表現できないときには言葉を補い，うまく言えたときには賞賛し，子どもの感じている苦しみ，つらさとその背景を描き出すことに努めるわけである。そのようにして明らかになることは，治療者が初めて知ることだけでなく，話し手の子ども自身や家族にも，それまで不明瞭であったことがはっきり見えてくる体験に繋がるのである。

2. 中間期

　次第に信頼関係が深まっていき，治療者と子どもの治療関係が確立する。治療者は，基本的には受容的，許容的，共感的に接するので，子どもは治療者に親近感を感じ，依存的になり，積極的に話をするようになる。そして，さまざまな形で自己を表現するようになっていく。中間期に行うことは，子どもにさまざまな感情を表現させることであると考えられる。治療の初期には，なかなか話すことができなかった過去のつらい感情なども少しずつ話すことができるようになっていく。また，現在の気持ちについて表現することにも慣れていき，自分の真の感情を適切に表現することが可能になっていく。

　また，中間期には薬物療法の効果も出てくるので，徐々に苦痛や症状が軽減し，状態は安定してくる。そして，自然にエネルギーがわき上がるようになり，それに応じて活動量も行動範囲も拡大していく。治療初期の対応の基本は「とにかく休む」ことであったが，中間期には回復具合に応じて少しずつ身体を動かしたり，好きなことをやってもらったりしていく。もちろん，決して無理をしないことが原則であることは言うまでもない。ただ，そのときに疲れてしまって自信

を失ったり，以前のように思うようにできなくてショックを受けたりすることもあることに気をつけなければならない。中間期は元気も出てくるが，揺れ動く時期であることは肝に銘じておく必要がある。

また，治療関係が深まってくるにつれ，子どもは自分にとって直接かかわりのある親や，同胞に向けられるさまざまな感情を治療者に向けて言葉や行動で表現してくることもある。治療者に過度に甘えてきたり，過剰な信頼を寄せてきたりすることもあるだろう。逆に意に添わないことがあると，治療者に怒りをぶつけたり，投げやりになったり，いらいらしたりすることもあるかもしれない。それに対して，治療者側にもさまざまな感情が生じてくる。子どもの感情が動くだけ，治療者の感情もそれに応じて揺れ動くことになる。

そのようなとき，治療者は表現された感情に対してそのまま反応するのではなく，なるべく穏やかにやさしく投げ返したり，ユーモアや遊びの雰囲気を醸し出したりする。時には正直に自分の気持ちや考えを伝えたりすることや，制限やできないことを確認したりすることもある。そうすることによって，子どもは自分の中に渦巻くさまざまな感情に，直接的ではなく，穏やかな形で気づくことが可能になっていくのである。

このように治療者とのやりとりを通して，混沌としていた子どもの感情が整理され，解きほぐされていく。安定した治療者に支えられて，傷ついた自尊心が癒され，少しずつ基本的信頼感が回復していくのだと考えられる。そして，次第に子どもは自己否定の気持ちが薄れ，自分や周りの人や物を受け入れる気持ちが芽生えてくるのである。

3. 回復過程において行うこと

1)「休息」から「復帰」へのタイミングを焦らない

うつ病にかかる子どもは真面目で努力家が多いので，少し回復してくると焦って頑張りすぎてしまう傾向がある。周囲もようやく元気になってきたので，本人のやりたいままに任せてしまうことが少なくない。身体疾患でも病み上がりの無理は禁物であるように，うつ病もせっかくエネルギーが少し高まってきた時期に無理をすると，ぶり返してしまうことがある。具体的な対応としては，自分ができる力の60〜70％程度にセーブすること，そしてしなければならないことではなくて楽しめることから少しずつ始めるとよい。登校を開始する場合も，半日登校を最低2週間は試してみて，徐々に学校にいる時間を増やしていく慎重さが必要である。焦らないこと，頑張りすぎないことを繰り返し指摘していく必要がある。

2)「軽いうつ」が続いているときは，必ず出口はあることを繰り返し告げる

不安感やいらいら感，あるいは憂うつな気分は薬物療法で比較的改善しやすい症状であるが，おおむねうつ病の症状が改善しても「億劫感」や「いまひとつ元気が出ない感じ」が残ることがある。食欲や睡眠も改善し，家でテレビを見たりすることは問題なくできるようになったが，学校へ行く元気は出てこない，日曜日も家族と外出する気にはなれないなど，「軽いうつ」が続く場

合である。精神医学的には，気分変調性障害の状態が続いていると考えられる。抗うつ薬への反応がいまひとつで，症状が完全には取りきれない場合も同様な状態が続くことがある。このような状態であっても1年間ほどで徐々に回復していくことが少なくない。

3）回復期の自殺の危険性をもう一度確認する

　うつ病のどの時期においても自殺の危険性には注意しなければならないが，先に述べたように，特に回復期には細心の注意が必要である。うつ病が悪いときには自殺する気力もなかった人が，気力が回復してきて実行に移してしまう場合，元気が出てきたが，気ばかり焦って焦燥感がつのってしまう場合，少し元気が出てきて無理して学校へ行ったが，その後ぐったり疲れて絶望してしまう場合などが考えられる。周囲も，せっかく元気が出てきた人に自殺念慮を確認することは，気がひける，水を差すのではないか，失礼ではないかなどと考えてしまうが，あえて確認していく必要がある。まったくその気持ちがなければ，相手は気にしないものである。

4）可能であれば，発症の契機となった出来事の意味を検討する

　発症の契機となった出来事が明確な場合も，本人にはそれと認識されていない場合もある。過去の出来事を冷静に考えられる状態になったとき，発症のきっかけになった出来事やその背景について考え，その出来事が子どもにとってどのような意味をもったのかを共に検討していくことが必要な場合がある。これは，決して子どもの心の深層に触れたり，分析したり，解釈したりすることではない。発症の頃の生活を振り返り，「少し頑張りすぎていたかもしれない」「オーバーワークになっていたかも」などということに気づくことができ，「少しのんびり行こうかな」と思えるようになってくれれば十分であると思われる。

E 認知療法的アプローチ

　「認知療法」とは，アメリカの精神科医ベック[4]が開発した精神療法で，ものの見方や考え方，すなわち「認知」のあり方を変えて抑うつや不安といった感情の障害を改善しようとする精神療法である。大人のうつ病や不安障害の治療に効果的であるということで，最近特に注目されている治療法である。子どものうつ病に対しても，症例と時期を慎重に選べば有効な場合がある。症例としては，ストレスに対して不安や憂うつになりやすい性格の人に適応の場合が多く，時期としては，ある程度症状も改善して，本人に自己を振り返る余裕が出てきた頃から始めると効果的であると思われる。

　子どもの場合は，正式な認知療法を行うことは多くはないが，次のような簡便でわかりやすい方法に修正して行っている。「簡単な日記」と考えるとわかりやすい。このような方法にすると，子どもは意外によく書いてきてくれ，いろいろなことに気づいていく。

■表8　気分ノート

状　況	感　情	自動思考	適応的思考	いまの感情
いつ，どこで，誰が，何を	①どのように感じたか ②感情レベル	そう感じる直前にどんな考えが浮かんだか	より現実的で適応的な考え	改めていまの感情のレベルは
学級会で司会の仕事をうまくできなかった	自信喪失：50% 憂うつ：　40% 劣等感：　30%	自分は何をやってもだめだ いつも完璧にやることができない 自分は無能だ	新学期が始まったばかり 皆が信頼して司会に選んだ 誰も変には思っていない 少し緊張してたかな	自信：　　90% 憂うつ：　90% 劣等感：80%

1. ストレスと気分の変化に気づく（問題を整理する）

　まず，自分の気持ちが大きく動揺したり，つらい気持ちになったり，いつもと違う感じがしたら注意するようにする。ストレスがたまったり，嫌なことや心配事があったりすると，気分，行動，身体症状，考えなどに変化が生じてくる。次に述べる「気分ノート」に書き込む練習として，自分の気分の変化を次の5つの領域に分けて確認していくと問題が整理しやすくなる。

　①状況：環境の変化があったか，何か事件があったか。
　②気分：どんな気分がしたか，憂うつは，不安は，悲しみは，怒りはどれくらいあったか。
　③行動：行動の変化があったか，どんな行動をとったか。
　④身体：からだの症状は，疲れたか，元気か，眠れるか，食欲は。
　⑤思考：どんな考えが浮かんだか，どのように考えたか。
というようにチェックしていく。

2.「気分ノート」をつける

　自分の気分や考えを確認し，振り返るために「気分ノート」をつけてみる。これは認知療法では「思考記録表」と呼ばれているものである。表8に示したように，「状況」「気分」「自動思考」「適応的思考」「いまの気分」の5つのコラムに書き込んでいく[5]。

　①状況：新聞記者になったつもりで，いつ（When），どこで（Where），誰が（Who），何を（What），どのように（How）したか，というようにまとめると書きやすいかもしれない。普段の生活の中で，「気分が大きく動揺したとき」「つらい気持ちになったとき」「いつもと違う感じがしたとき」の状況をできるだけ具体的に書いていく。

　②気分：そのときの気分や感情を書く。気分はなるべく「一つの言葉」で書いていく。たとえば次のようなものである。できれば，その気分を0～100%で表現してみる。

憂うつ，不安，怒り，悲しい，イライラ，心配，自信喪失，罪悪感，恥ずかしい，困惑，
おびえ，パニック，不満，傷つき，こわい，劣等感，立腹，興奮，うんざり，失望，侮辱，
後ろめたい，うらやましい，楽しい，愛情，安心，快，誇り，親しみ，自信

---

③**自動思考**：そのように感じた直前に，頭の中に何が思い浮かんだかを書いていく。考えや，イメージ，記憶など何でもよい。こんなことが起こるのではないかという心配でも，いつも悪い方に考えてしまうパターンでも，こうしておけばよかったという後悔でもよい。ある気分や感情を体験した瞬間に何が頭の中に浮かんでいたかを，意識する練習をしていく方法と考えると理解しやすい。

④**適応的思考**：自動思考に対して一拍おいて考え直してみる。そう考える根拠は，どこにあるのだろう。元気なときならどう考えていただろうか。もし人にアドバイスするとしたら，どう言うだろう。尊敬するあの人だったらどう答えるだろうか。他の見方をする可能性はないだろうか。そのように考えたうえで，別の新しい見方，考え方や視野を広げた客観的な考えを書いてみる。

⑤**いまの気分**：先に，「気分」のコラムに書いた気分や感情についてもう一度確認してみる。どのように変化しているだろうか。改めて0〜100%で評価してみる。

3. 問題を解決する（問題解決技法）

日常生活の中で起こってくるさまざまな問題を解決して行くには，「問題解決技法」が役に立つ。健康な人や調子がよいときには，誰でもこのような方法・考え方を瞬時に行っているのであるが，落ち込んでいたり，不安が強かったりするときには，一つひとつ手順を踏んで確認していくことが有用である。この手順は，企業が新しいアイデアを生み出そうとするときや，不況を打開しようとするときにも応用・活用されている。その手順を**図8**に示した[5]。すなわち，①問題点を整理し，②解決しなければならない問題をはっきりさせ，③その問題を解決できる可能性のある方法を（どんな些細なことでもよいから）できるだけ多く考え，④それぞれの方法の長所と短所を評価したうえで，⑤その状況にもっとも適した方法を選び出す，⑥そして，それを行動に移して

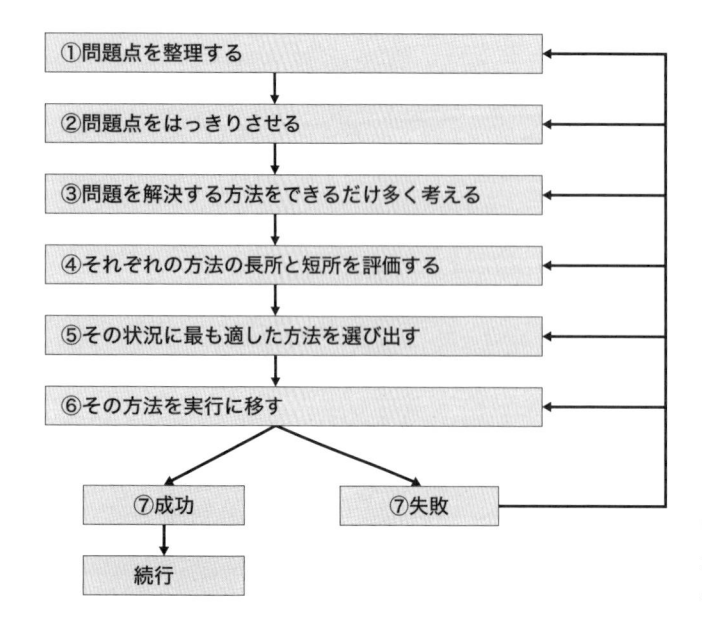

■**図8 問題解決技法の実際**[5]

大野 裕：「うつ」を生かす―うつ病の認知療法―. 星和書店, 1990

みる，⑦うまくいけばその行動を続け，うまくいかない場合には，必要に応じて①〜④のいずれかに戻って同じ手順を繰り返すのである．

F 薬物療法

子どものうつ病も，大人のうつ病と基本的には同じ「からだの病気」であるから，軽症であっても原則として薬物療法が治療の中心になると考えている．ここでは，薬物療法の説明，抗うつ薬の実際，副作用などについて詳しく述べたいと思う．

1. 薬物療法の説明

まず，子ども本人に対して「いまあなたが困っていることを薬が軽くしてくれると思うので，飲んでみませんか」と話し，同意を得る．そして，本人および家族に薬の有効性，薬の作用機序，薬の副作用，薬の効き方などについて，次のようになるべくわかりやすく説明していく．

a. 薬の有効性

うつ病に対して，抗うつ薬という特効薬がある．薬を飲むと多くの場合，からだも気持ちも楽になっていく．最近では，子どもに用いても副作用の少ない抗うつ薬がいくつかある．抗うつ薬は単なる気休めではなく，風邪に対する解熱剤のような対症療法でもなく，うつ病の本質的なところに効くと考えられている．いわば，根治療法に近い意味をもつといえる．ただし，薬が万能で，薬さえ飲んでいればうつ病は完全に治るというわけにはいかない場合もある．ある人に効いた薬が他の人にはあまり効かないこともある．

b. 薬の作用機序

脳は，約150億の神経細胞からできている．神経細胞から次の神経細胞に刺激が伝達されることによって，私たちは考えたり，感じたり，手足を動かしたりすることができるのである．図9に示した，神経細胞と神経細胞のつなぎ目はシナプスと呼ばれ，そこにセロトニン，ノルアドレ

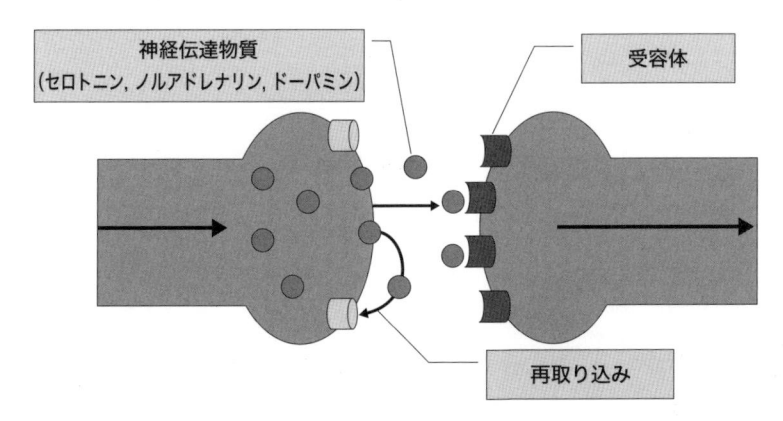

■図9 抗うつ薬の作用機序

■表9 抗うつ薬の分類と作用・副作用

分　類	一般薬品名	作　用	副作用
三環系抗うつ薬	イミプラミン，アミトリプチリン クロミプラミン，アモキサピン ロフェプラミン，トリミプラミン ノルトリプチリン，ドスレピン	中等症～重症うつ病に適応 一部は不安障害にも有効 不安，抑うつ気分，気力に有効 子どもには有効性は証明されず	＜副作用は強い＞ 眠気，過鎮静，低血圧，口渇，便秘，視力調節障害，排尿困難 子どもでは十分量を使用できない
四環系抗うつ薬	マプロチリン，ミアンセリン セチプチリン	軽症～中等症うつ病に適応 抑制症状に有効，鎮静効果あり	＜副作用は中等度＞ 便秘，口渇，眠気，低血圧
SSRI	フルボキサミン パロキセチン	軽症～中等症うつ病に適応 不安，強迫，衝動性，過食に有効 パロキセチンは子どもに使用禁忌	＜副作用は弱い＞ 吐気，食欲減退，便秘，不眠，振戦 パロキセチンは情動不安定，自傷
SNRI	ミルナシプラン	軽症～中等症うつ病に適応 不安，抑うつ気分，気力に有効	＜副作用は弱い＞ 吐気，便秘，不眠，排尿困難
その他	トラゾドン，スルピリド メチルフェニデート	軽症うつ病に適応 メチルフェニデートは AD/HD に有効	＜副作用は弱い＞ メチルフェニデートは依存性あり

ナリンといった神経伝達物質が放出され，次の神経細胞の受容体に結合することによって刺激が伝達されていく。セロトニンとノルアドレナリンは多くの神経伝達物質の中でも，特に睡眠，食欲，感情などに関連が深いといわれている。うつ状態のとき，脳の中ではセロトニンやノルアドレナリンの働きが低下していると考えられている。抗うつ薬は，シナプスにおけるセロトニンやノルアドレナリンの働きを高め，神経伝達をスムーズにする作用があると考えられている。その意味で，抗うつ薬はうつ病の本質的なところに効くということができるのである。

c. 抗うつ薬の作用・副作用

　表9は抗うつ薬を大きく5つに分類し，その作用と副作用についてまとめたものである。三環系抗うつ薬と四環系抗うつ薬は，古くからある薬であり，SSRIとSNRIはわが国では最近発売された薬である。

　まず，最初に開発された三環系抗うつ薬がある。抗うつ作用は強く，中等症から重症のうつ病に用いられるが，副作用も強いことが特徴である。抗うつ作用としては，抑うつ気分，気力低下，不安などに幅広い有効性を示す。一部の薬（クロミプラミン，イミプラミン）は，不安障害にも有効である。副作用としては，眠気，過鎮静，低血圧，口渇，便秘，視力調節障害，排尿困難などが出現しやすく，子どもでは十分量を使用できないことがある。子どものうつ病に対しては，いまだに有効性が証明されていないが，大人では現在も一般的に使われている。

　次に四環系抗うつ薬がある。この抗うつ薬は三環系抗うつ薬の副作用の軽減をめざして開発された薬である。副作用は比較的少ないといえるが，眠気，口渇，便秘，低血圧などがある。軽症から中等症うつ病に適応と考えられる。抗うつ作用としては，気力低下，易疲労感などの抑制症状に有効で，鎮静効果も認められる。

　最近，わが国で2種類のSSRIが発売されるようになった。その中の一つのフルボキサミンは，

子どものうつ病にもっともよく使われる抗うつ薬である。SSRIの効果は他の抗うつ薬とほぼ同等であるが，副作用が少ないことが特徴である。軽症〜中等症のうつ病に適応と考えられている。抗うつ効果としては，不安や抑うつ気分に有効である。うつ病だけでなく，パニック障害，強迫性障害，社会恐怖，過食症などに有効性が認められている。副作用としては，消化器症状の吐き気，食欲減退，下痢，便秘などがあり，神経症状として不眠，手の震えなどが出現することがある。副作用は服用初期に出現するが，服用を続けるにつれて軽減していくのが普通である。わが国では，SSRIとしてもう一つパロキセチンという薬があるが，情動不安定や自傷行為を増加させるとして，子どものうつ病に対して2003年に使用禁忌となった。詳細は後述するが，2006年，パロキセチンの禁忌が解除され，警告へ変更になった。しかし他の抗うつ薬も含めて，今後も情動不安定や自傷行為などの副作用には十分な注意が必要である。

次に，最近わが国で発売されるようになった薬として，SNRIのミルナシプランがある。大人のうつ病に対しては，SSRIと同等かそれ以上の有効性を有する。副作用も，SSRIと同様に少ないことが特徴である。軽症〜中等症のうつ病に適応である。抗うつ効果としては，気力低下，集中力減退，抑うつ気分などに有効性を示す。副作用としては，SSRIと同様の吐き気，食欲減退のほかに，頭痛，口渇，便秘，排尿困難などが出現することがある。

最後に，その他の抗うつ薬として，トラゾドン，スルピリド，メチルフェニデートがある。いずれも軽症うつ病に適応であり，副作用も強くはない。メチルフェニデートは注意欠陥多動性障害（AD/HD）に有効とされているが，依存性があるため慎重な対応が必要である。

d. 効果発現に時間がかかること

抗うつ薬の効果は，有効な量を1〜2週間のみ続けて初めて現れる。このことを初めに必ず伝えておく必要がある。副作用は，むしろ初めの1週間に出現しやすいことも伝える。副作用が出たからといって軽度であればすぐに薬はやめないで，しばらく我慢して飲み続けることを勧める。副作用が出現するのは服薬後3〜4日がピークで，その後1週間ほどで次第に軽減していくのが普通である。効果は，その後次第に現れてくる。以上の点を，はじめに十分に理解しておく必要がある。

e. 薬物療法の実際

子どものうつ病に対する抗うつ薬は，SSRIのフルボキサミンが第一選択薬であると考えられる。最少量の25 mgを寝る前1回服用から始めて1週間経過を観察する。小学校低学年の場合は，半分の12.5 mgから始めたほうがより安全である。先に述べたように，吐き気や食欲低下などの副作用が出現するのは初めの1週間がほとんどである。1週間後に副作用の有無や程度を確かめて，副作用がとくにないか，あっても軽度な場合には2週目は1日50 mg（25 mgを朝夕1回ずつ服用）に増量する。小学校低学年の場合は，12.5 mg→25 mg→50 mgまで，小学校高学年の場合は1日75 mg（毎食後3回）まで増量して経過をみる。中学生・高校生の場合は，体重や症状の程度にもよるが，大人と同じ1日150 mg（毎食後3回）まで増量することもある。副作用の

■図10 「うつ」の治療経過

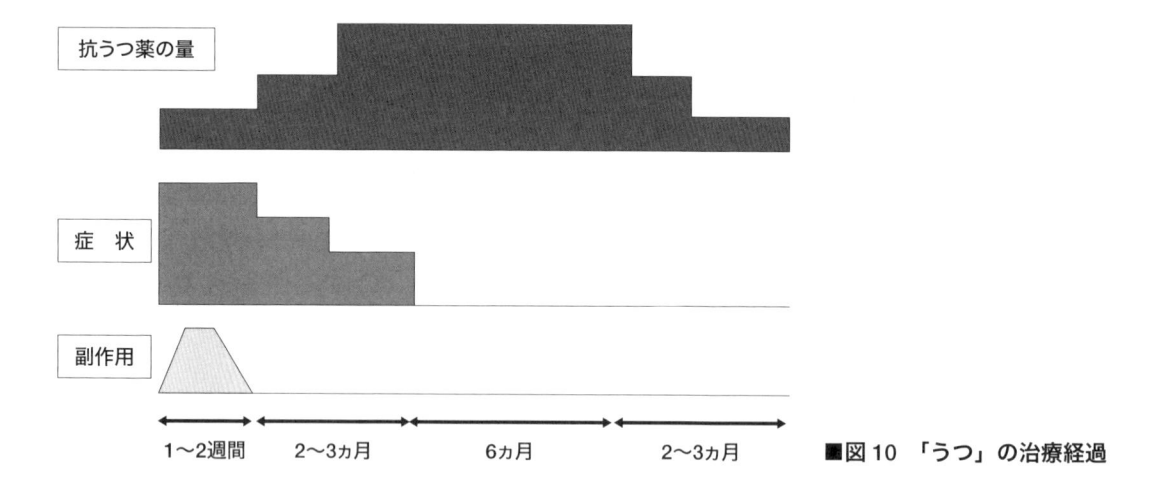

（横軸：1〜2週間／2〜3ヵ月／6ヵ月／2〜3ヵ月）

程度，体重，症状の程度を総合的に判断して，必要十分な用量まで増量する必要がある。うつ病の薬物療法のこつは，「使うのであれば必要十分な量を用い，効かなければ薬を変更するか使用をやめる。中途半端な量を漫然と使わないこと」である。

先に述べたようにパロキセチンが禁忌から警告となったので，フルボキサミンが無効の場合，パロキセチンを慎重に使用する場合もある。具体的には，パロキセチン 10 mg/日から始める。小学生低学年の場合は 5 mg/日から始めるほうがより安全である。小学生低学年では 15 mg/日まで，高学年では 20 mg/日を上限とする。中学生，高校生では体重に応じて成人と同様に 40 mg/日まで増量することもある。他の抗うつ薬も含めて，情動不安定や自傷行為などの症状には細心の注意を払うことは言うまでもないことである。

フルボキサミン，パロキセチンを必要十分量使っても改善しない場合，SNRI のミルナシプランに変更する。投与量と投与方法はフルボキサミンの場合と同じである。フルボキサミン，パロキセチン，ミルナシプランのいずれも効果がない場合には，副作用に注意しながら三環系・四環系抗うつ薬を使用してみる。ここまでの段階で，ほとんどの子どもたちは 1 年以内に回復していく。それでも効果がなければ，治療抵抗性うつ病として，入院治療も考慮する必要がある。

治療期間は，図 10 に示すように，今のうつ状態が治って本来の状態まで回復するのに平均約 3 ヵ月かかる。症状がほとんど消失しても，抗うつ薬の量は減らさないでその後約 6 ヵ月は服薬を続けるべきと考えられている。服薬を早くやめてしまうと，再発する可能性が高くなる。その後，2〜3 ヵ月かけて徐々に抗うつ薬を減量していき，それでも状態が安定していれば服薬を中止し，治療を終結することができる。筆者は「現在の"うつ"はおおむね 3 ヵ月で治るが，治療の全体は約 1 年間と考えてほしい」と告げることにしている。うつ症状が治っても 1 年間は無理をしないで少しのんびり生活してほしいと思う。これも他のからだの病気と同じである。この治療をきちんと行うかどうかが予後を決める重要なポイントであると考えられる。

f. SSRIのパロキセチンの使用禁忌について

2003年5月，英国保健省（MHRA）は18歳未満のうつ病の若年者にSSRIのパロキセチンを処方しないようにという勧告を出した（8月にはフルオキセチンを除くすべてのSSRIおよびSNRIに対して警告を出した）[3]。臨床試験の結果から，パロキセチンは若年者のうつ病に有効ではなく，また情動不安定や自傷行為を増加させる可能性があると判断したのである。わが国でも英国の措置を受けて，2003年8月，厚生労働省は18歳未満のうつ病の若年者に対するパロキセチンの使用禁忌の勧告を出した。

一方，アメリカ食品医薬品局（FDA）は2004年9月，小児・思春期のうつ病患者の抗うつ薬に関連した自殺関連事象（自殺念慮，情動不安定，自殺行動）のリスク増加に関して，すべての抗うつ薬が当てはまると結論づけた。そして，すべての抗うつ薬について，小児・思春期患者において自殺関連事象のリスクが高まるという内容の警告（Black Box Warning）を出すことになった。しかし，特定の薬剤のみを禁忌にすることはしなかったのである。

これを受けて2005年4月，ヨーロッパ連合（EU）も統一見解を出した。欧州委員会（EC）はパロキセチンのリスク・ベネフィットのバランスは好ましくはないが，禁忌ではなく警告（Warning）とすべきであるとした。その後，英国保健省（MHRA）も，18歳未満のうつ病患者のパロキセチン使用に関して，これまでの禁忌を警告（Warning）へ変更したのである。わが国でも諸外国の措置を受けて，2006年1月，若年者のうつ病に対するパロキセチンの使用について，禁忌を解除し，警告へ変更した。筆者の考えを以下に述べたいと思う。

子どものうつ病に対してSSRIを用いるときには特に初めの1週間は最少量から始めて，慎重に経過を観察する必要がある。確かにごくまれにいらいら感が増し，情動不安定になる人（つまりSSRIに合わない人）がいるからである。しかし，これはSSRIだけではなく他の抗うつ薬にも共通してみられる問題であると考えられる。したがって，筆者はFDAの見解がもっとも合理的な決定であると考えている。むしろ子どもに限定せず，大人も含めて考えるべきだと思う。抗うつ薬治療において，抑うつ的で平板だった心にようやく感情が出てきたときに少し性急になっていらいらしたりすることは当然ありうることである。この問題は，初期用量をなるべく少量にして，慎重に観察することでほとんどの場合防ぐことができる問題である。また，うつ病の回復期に自殺行動が多いことは先に述べたとおりである。これは薬の副作用ではなく，うつ病の自然な経過ともいえる。実際には，うつ病の不安・焦燥感，いらいら感，情動不安定，自殺行動をもっとも抑える薬はSSRIと考えられる。わが国では使用できるSSRIやSNRIの数はきわめて少なく，かつ替わりとなる治療法も限られているのが現状である。子どものうつ病は放置すれば自殺の危険を伴う深刻な事態に発展していく疾患である。その意味でも，今回の厚生労働省の措置は評価すべきであると考えられる。しかし，他の抗うつ薬も含めて，今後も投与初期の情動不安定や自傷行為などの症状には十分な注意が必要であることは言うまでもない。

G 家族はどのように対応すべきか

　うつ病の子どもの対応において，家族へ働きかけて協力を得ることは不可欠である。治療者と家族が協力して子どもをよい方向へ導くためには，どのような対応が必要なのだろうか。以下に列挙してみたいと思う。

1. うつ病について理解する

　うつ状態は，周囲からみると気がゆるんでいるように見えたり，怠けているように見えたりすることが少なくない。他人の子どものことはよく理解できるのに，自分の子どものことになるとなかなか気づかないことが多い。しかし，本人は見かけよりずっと苦しいものである。現在の状態は，嫌なことがあったせいだけではなく，怠けでも性格のせいでもなく，「うつ病というからだの病気」であることを理解してもらう。

2. 子どもの心理過程を理解する

　うつ病の症状や経過を知ると，子どものこれまでの苦しかった体験やつらかった過程が，すなわち，なぜあの時あんなことを言ったのか，なぜあのような行動をとったのかが少しずつ理解できるようになってくる。なぜあの時，理解してあげることができなかったのかと後悔するより，これから何ができるか，何をしていくべきかを考えていくようにアドバイスしていく。

3. 十分な休養をとらせる

　繰り返しになるが，うつ病は心身が疲れ果てた状態といえる。第一にすることは，とにかく子どもに十分な休養をとらせることである。大切な用事が迫っている場合はなおさらである。今は子どもをゆっくり休ませ，子どものつらさ，苦しさ，悲しさに共感して，包み込んでやる以外にないと説明する。どんなにすばらしい治療法があったとしても，十分な休養がないと意味がないのである。

4. 励ましたり，はっぱをかけたりしない

　励ましたり，はっぱをかけたりすることは禁物である。善意ある激励も結果的に本人を追いつめてしまう。子どもたちはこう考えてしまう。「こんなに励ましてもらっているのに，何もできない自分はなんてだめな人間だろう」と。そして，さらに自分を責めてしまうのである。家族も焦らず，騒がず，温かく見守ることが重要である。インフルエンザで寝込んでいる子どもに気合いを入れたり，はっぱをかけたりする親はいない。うつ病も基本的には，からだの病気と考えて対応していくとわかりやすいと思われる。

5. 子どもの問題行動の意味を理解する

　子どもがどんな悪態をついても，どんなに反抗的であっても，どんなに冷淡であっても，それはもっとも頼りにしている人に対しての裏腹な態度なのである。特に，子どものうつ病ではいらいら感や衝動性が出現しやすいため，本人は本当はそんなことをしたくないのに，乱暴な態度や激しい行動に出てしまうこともある。そして，それは大抵もっとも甘えることのできる母親に対して出てしまう。そのようなとき，母親も本当につらく，苦しいものである。しかし，いま自分が感じているつらさや苦しみと同じものを子どもも感じているのかもしれないとアドバイスしてあげると，子どもに対する理解が進み，対応の方法がみえてくるかもしれない。

6. 治癒のペースを理解する

　抗うつ薬が効いて元気になったとしても，治癒のペースはゆっくりしていることを理解し，子どものペースを尊重するように心がける。家族もゆったりとした生活に正し，家族自身の精神衛生にも気をつける。子どもがようやく元気になってきたのに，家族は相変わらず忙しい生活をしていたら，子どもは気が焦って，ゆっくり休養などできないと考えられる。

7. 家族のあり方を問い直すチャンスと考える

　子どもがうつ病になったということは，しらないうちに何らかの過剰な負荷が本人にかかっていた可能性がある。本人が自分のペースを振り返る機会にできたら，素晴らしいことである。家族も，いま一度家族のあり方を問い直すチャンスと考えてみるよう伝える。子どものうつ病をきっかけに，皆がこれまでの生活を振り返り，今後の生き方を考える機会になるようにアドバイスをする。

H 教師はどのように対応すべきか

1. うつ病のサインに気づく

　学校は子どもにとって，もっとも緊張し，エネルギーを使う場面である。その意味で，うつ病の症状が比較的出やすい状況ということができる。うつ病の子どもは，学校で次のようなサインを出す可能性がある。
　①成績が少しずつ下がっていく
　②授業中ボーッとすることが多くなる
　③午前中調子が悪い
　④体重が減少する（あるいは成長期に期待される体重増加がみられない）
　⑤給食を残すことが多くなる
　⑥孤立することが目立つ

⑦涙もろくなる
⑧疲れやすい
⑨授業に集中できない
⑩気力がなくなる
⑪遅刻することが多くなる
⑫休みがちになる
⑬いらいらしやすくなる
⑭元気がない

などのサインがある．いずれの場合も，これまでの適応度と比較して変化している場合，家族と相談してみる必要がある．

2. うつ状態の子どもは予想以上に存在することを認識する

　先に述べたように，抑うつ評価尺度を用いて札幌市，千歳市，岩見沢市の小・中学生を対象として行った実態調査の結果，抑うつ傾向を示していた子どもは全体の 13.0％（小学生 7.8％，中学生 22.8％）という驚くべき数字であった．もちろん，抑うつ傾向を示していた小・中学生がすべてうつ病というわけではないが，子どものうつ病は一般に考えられているよりずっと多く存在する可能性があることを認識してほしいと思う．

3. うつ病をからだの病気と考える

　うつ病は，からだの病気である．対応の基本は，からだの病気を参考にするとわかりやすいと思う．たとえば，足を骨折した子どもにとって骨折した当初は，十分な安静の時間が必要となる．うつ病の子どもも同じである．うつ病の子どもは頑張り屋が多いので，ときには家族と相談して過剰な頑張りを制限したりすることを，必要とする場合があるかもしれない．骨折の場合，急性期を過ぎてもすぐには無理させず，少しずつリハビリテーションをしていくのは当然のことである．うつ病の子どもも同様である．保健室登校や半日登校など，本人のできる範囲で少しずつ試していく場をつくってほしいと思う．実際には，骨折の子どもも本来の状態に回復するのには長時間がかかるものであり，少しずつ現実生活に慣れていくという経過をとる．うつ病の子どもも，学校生活を通して皆の助けを借りながら，少しずつ自信を回復していくものである．「うつ」をあまり特別な病気と考えないでほしいと思う．

4. 完璧主義，過剰に頑張ることの礼賛について

　うつ病になりやすい性格がある．執着性格やメランコリー型性格と呼ばれ，几帳面，真面目，完璧主義，頑張り屋，強い責任感，人に気をつかうなどの性格をさす．子どもの場合，性格は未完成であり，変化しうる状態である．このことは，家庭教育や学校教育によって修正可能な部分があるということである．しかし，家庭教育においても学校教育においても，完璧主義，きちんとしなければ気がすまない面，几帳面，過剰な頑張りをやや礼賛しすぎるところがあるのではな

いかと思う。せめて「早すぎる，過剰な几帳面さ」は，同時にマイナス面をもつことを認識する必要があるのではないだろうか[3]。

I うつ病の予防について

これまで繰り返し述べてきたように，子どものうつ病の発症率は予想以上に高いということが明らかになってきた。欧米の予後調査では，その半数以上は青年あるいは大人になって再発したり，他のさまざまな障害を合併したり，対人関係や社会生活における障害が持ち越されてしまう場合も，少なくないことが報告されるようになった。ただし，子どものうつ病それ自体は，大人のうつ病と比べて回復しやすい病態と考えられる。したがって，今後の課題は子どものうつ病をいかに再発させないか，つまりうつ病の予防ということが重要であると考えられる。子どものうつ病予防のポイントを述べてみたいと思う。

1. 薬物療法を必要十分量，十分期間行う

うつ病再発のもっとも重要な因子として，早すぎる抗うつ薬の減量・中止が指摘されている。これまでの報告をまとめると，うつ病の再発はうつ症状消失後1～6ヵ月の間にもっとも多いといわれており，抗うつ薬の減量・中止がきっかけになることが少なくない。したがって，うつ症状消失後も最低6ヵ月間は用量を減量することなく服用することが推奨されている。ただし，「うつ」の状態が改善してくると，同じ量を服用していると眠気が強まったりすることがある。その場合は，主治医と相談して減量していくことになる。

2. 再発の初期症状を早めに察知する

再発時の症状は，初回の病相の症状と同様のパターンをとることが少なくない。初回の病相が不眠から始まった人は，再発においても不眠から始まることが多く，食欲不振から始まった人は，食欲不振から再発することが多い。したがって，初回の状態をよく思い出し，どのような症状から，どのようなパターンで始まり，どのような経過をたどっていったかを認識し，同様な症状が再び出現したら，すぐに主治医と相談することが重要である。本人は気がつかなくても，家族や周囲の人たちが指摘してあげる必要がある。

3. ストレスに敏感になり，からだの叫びに耳を傾ける

現在，自分にはストレスがたまっているのか，何がストレスになっているのかに気づくことが自分を管理する重要なポイントである。うつ病になりやすい人は，真面目で責任感が強く，無理をして自分の限界以上に頑張ってしまう傾向がある。その反面，自分にストレスがたまっていることや，何がストレスになっているかについては無自覚で，自らをいたわる面が少し欠けているともいえるのではないだろうか。からだの訴える微かな叫びを敏感にキャッチし，ほんの少しずつたまっていくわずかなストレスを察知する必要がある。うつ病はからだの症状で出現すること

が多いので，疲れ具合はどうか，ぐっすり眠れるか，おいしく食べることができるかについてチェックしていく習慣をつけていくことである。

4. 対人関係のポイント

うつ病の誘因としてもっとも多いものは，対人関係のストレスである。とりわけ友達，家族，同級生，恋人，教師などの「重要な他者」との関係が発症に大きくかかわっていることが少なくない。悩みがあったり，問題が生じたりしたら，一人で背負い込まないで，家族や友人に相談してみる必要がある。人に弱みを見せてはいけないとばかり考えず，人に頼ることも大事であることをアドバイスしていく。自分の感情を抑え込みすぎるとストレスの原因になる。自分の本当の気持ちを身近な人に率直に表現することは重要である。自分が本音を伝えることができると，相手も本音で心を開いてくるようになることが多い。直接本音を伝えることができない場合は，Eメールや手紙を用いて自分の意見を伝える工夫も必要である。「愚痴を言い合える友達」をつくることが，精神衛生上きわめて重要なポイントになる。

5. 環境の変化には注意が必要

うつ病は進学，進級，転校，引っ越し，親の離婚，死別などの環境の変化がきっかけになって発症することが少なくない。それが喜ばしい出来事であれ，不幸な出来事であれ，慣れ親しんだ環境が変わることが引き金になることが多い。進学，進級，転校，引っ越しなどの予測ができるものに対しては，心の準備を十分に行い，特に無理をしないように注意する必要がある。過去にうつ病になった経験のある人は，発症時の生活を振り返り，その時と同じ状況になっていないかチェックする必要がある。

■ 文 献

1) 傳田健三：子どものうつ病—見逃されてきた重大な疾患—．金剛出版，東京，2002
2) 傳田健三：子どものうつ，心の叫び．講談社，東京，2004
3) 笠原　嘉：軽症うつ病—「ゆううつ」の精神病理．講談社現代新書，1996
4) Beck AT：Cognitive Therapy and Emotional Disorders. International Universities Press, New York, 1976（大野　裕監訳：認知療法—新しい精神療法の発展．岩崎学術出版，1990）
5) 大野　裕：「うつ」を生かす—うつ病の認知療法—．星和書店，1990

VII. 小児のうつ病と現代社会

A 現代社会は子どもにどんな影響を与えているのか

　子どもたちを取り巻く現代社会は，どのように変化しているのだろうか。はじめに社会・経済的環境，家庭環境，学校環境の変化について考えてみたい[1〜3]。

1. 社会・経済的環境の変化

　近年，わが国の社会・経済的環境は急激に変化している。まず，社会構造として都市化・近代化が進み，第一次産業（農林水産業），第二次産業（工業）の減少と第三次産業（サービス業）の増加という現象がみられる。それとともに農耕を基盤にした集団主義的な文化は，個人主義的な文化に変容してきている。同時に封建的・権威的社会構造が衰退し，価値観が大きく変化している。また，都市化・近代化の帰結として地域共同体も消滅しつつある。さらに，技術革新が急速に進み，情報化社会へ変貌しつつある。一方，経済状況としては，バブルが崩壊し，その後の長い不況が続き，失業者やフリーターが急増している。

　上記のような社会・経済的環境の変化は，うつ病が増加する要因の一つとして考えられている。都市化が進み，サービス業中心の社会構造は，複雑な対人関係のストレスを明らかに増大させたといえるだろう。また価値観が変化し，自由度の拡大した社会では，むしろ何をしたらよいか不安を感じる人もいるかもしれない。さらに核家族化，地域共同体の解体によって，個人の孤立は深まり，長い不況は経済的困窮を生み，漠然とした閉塞感を与えている。

　しかし，このような社会環境の変化の中で少なくとも個人は，地域や集団のしきたりやしがらみから解放され，自由と平等が与えられ，可能性は大きく広がったと考えることもできる。

2. 家庭環境の変化

　上に述べた社会構造の変化は，家庭環境にも大きな影響を与えている。封建的・権威的な家父

長制度が衰退した結果，女性の社会参加が進み，核家族化，少子化，共働き，離婚が増加し，家族形態が大きく変化した．この家族形態の変化の善し悪しは別として，結果的に，両親の父性性，母性性が弱くなり，家庭の保護機能が低下することにつながっているという指摘がある．さらに，核家族化，地域共同体の解体によって，育児や家庭教育の伝承は衰退し，地域とのつながりも希薄化し，社会的支援を受ける機会が乏しくなっているという意見もある．児童虐待の増加は，このような家庭環境の変化と無関係ではないかもしれない．

しかし，現代の家族は，かつての家制度や地縁血縁的共同体がもつ，因習的な規範の締めつけから大きく解放されていることも事実である．いまほど豊かで温かな家庭生活や，親密な親子の交流が享受されている時代はなかったということもできるのである[4]．

3. 学校環境の変化

社会構造の変化や家庭環境の変化は，学校教育にも大きな影響を与えている．近代化が進み，高学歴が志向された結果，偏差値教育や受験戦争などの問題が出現してきた．不登校，校内暴力，いじめ，学級崩壊などの学校における子どもたちの失調も明らかに増大している．社会においては，集団主義的文化が衰退し，個人主義的文化に変容しつつあるなかで，学校だけが伝統的な集団主義の構造を大きく残しているという，現代社会と学校との大きな乖離がその要因であるという意見もあるかもしれない．そもそも，家庭での躾や養育に問題があるのだという考えもあるだろう．

しかし，たとえば不登校を個人の問題としてとらえたとき，それは必ずしも子どもの危機的な状況のみを現しているわけではない．個人に自由と主体性が与えられ，自らの意志で，自分の主義として学校へ行かないというケースも存在する．最近は，そういうケースが増えていると思われる．

B なぜ現代社会においてうつ病が増えているのか

現代社会はなぜストレスが多く，ストレスが多いとなぜうつ病が増加するのだろうか[5]．

20世紀初頭，アメリカの生理学者キャノン（Walter B. Cannon）はネコをケージの中に入れ，その周囲から何匹かのイヌに吠えかけさせて，ネコの身体に起こる変化を調べるという有名な実験を行った．ネコは全身の毛を逆立て，瞳孔を大きく見開き，足の裏に汗をにじませた．息づかいは激しく，心臓は速く大きく鼓動を打ち，血圧は急激に上昇し，血液中の糖分は増え，赤血球が増加した（交感神経）．その一方，胃腸につながる血管は収縮し，胃腸の運動も消化液の分泌も抑制された（副交感神経）．キャノンはこの一連の現象を，ネコが「闘うか逃げる」ための緊急事態に反応した生理的変化と考えた．すなわち，ネコがイヌに襲われるような緊急事態では，交感神経の機能が亢進し，副交感神経はその働きを抑えるのである．

上記のような自律神経機能の変化は，イヌに襲われたネコの命を守る合理的な反射活動であり，われわれ人間のからだにも同じ働きが遺伝的に組み込まれている．それは，野山で危険に晒され

ながら生活してきた人類の生存には，大きな役割を果たしてきたといえるかもしれない。しかし，近代になってわれわれの生活様式は根本から変化した。われわれは原始人のからだの仕組みを持ちながら，現代人として生きている。現代社会のさまざまな刺激に対して，われわれのからだは十万年前と変わらない生理的変化を起こす。それは多くの場合，現在の生活刺激に適合した変化ではない。たとえば，試験の答案を前にして，あるいはジェットコースターを前にして心臓が高鳴り，血圧が上がっても，実際には何の役にも立たない。しかし，それは現実に起こってしまう。そして人間の場合，緊急事態反応は必ずしも危機的な刺激だけで生ずるわけではなく，スリル溢れるシーンや緊張する対人関係の映像シーンなど，われわれを取り巻く日常的な刺激に対して同じような反応が生じてしまうのである。また，生体にとって，緊急事態に対する反応は，ごくまれに生ずるものであると想定されて組み込まれている。

　動物においても，緊急事態が頻回に発生すると（動物実験で頻回にストレスを与え続けると），身体は疲れ果て，疲弊状態に陥る。これらの多くは休養によって回復するが，一部は自発活動の低下，食欲の減退，発情期の周期の消失，過敏性が続き，人間のうつ病とそっくりな状態を呈する。

　現代の子どもたちを取り巻く環境は，刺激に満ちあふれている。子どもたちはテレビ，ゲーム，インターネット，Eメール，携帯電話などからさまざまな刺激を受けている。たとえば，ニューヨークで起きた同時多発テロのような衝撃的なニュースが突然飛び込んできて，繰り返し放映されることもあるだろう。テレビの番組も派手で騒々しい方向へどんどん進んでいる。ゲームやインターネットでも残酷で過激なシーンが少なくない。Eメールや携帯電話でも緊張したり，不安になったりと心を揺さぶられることもあるかもしれない。現代の子どもたちにとっては，自らに組み込まれている緊急事態反応が自然に作動してしまう機会が間違いなく増えているのではないだろうか。多忙で疲れているうえに，大きく心を揺さぶられる機会が増え続けると，心身共に疲れ果ててしまう可能性がある。ここで注意しなければならないことは，子どもたちが好きなテレビやゲームにおいても，それが過剰になるとしらぬ間にストレスになっている可能性があることである。

　しかし一方で，情報が多様化してきたということは，心からのんびり楽しめたり，感動で心を揺さぶられたり，心が洗われる体験をしたり，知的に刺激されたり，「あっ，そうか」と気づかされたり，温かな気分になれたりするプラスの刺激もまた増えてきていることでもある。このような良質の刺激は，脳を守り，癒し，安定化させる働きがある。今後，ストレスフルな刺激をいかにコントロールし，良質な刺激を選んでいくかということが重要なポイントになっていくと思われる。

C 現代の子どもにとって，うつは何を意味するのか

1. うつの生物学的な意味

　これまで述べてきたように，うつは生物学的には「心身の疲弊状態」と考えることができる。

つまり，心身共に疲れ果ててしまった状態である。また，うつは時間がかかるが，自然治癒する可能性がある状態でもある。うつ症状は気力が減退し，興味・関心が薄れ，集中力も落ちるという全体の活動性が低下したような状態を呈することは，そのようなからだの変化に対してじっと身を潜め，無駄な活動はひかえ，エネルギーの回復を待つ必要があるという意味がある。うつ病の治療において，十分な休養なしにはどのような治療もあり得ないといわれるのは，このような理由による。

また，うつは環境の変化や身体的な変化に順応するための準備状態という意味もある。健康な人間でも，進学，引っ越し，転勤などの環境の変化の時期において，あるいは発達段階やライフサイクルの節目である思春期や更年期において，軽いうつ症状に似た不眠や食欲不振などの身体症状，あるいは気力の低下や気分の動揺が認められることがある。そのようなとき，環境の変化に対して，はやる気持ちを抑え，自分のペースをつかむまでじっくりと構え，適当に息抜きをしながら，その時期を乗り切った経験のある人も少なくないと思う。

2. うつ病の増加の意味

近年，うつ病が増加し，人類の6～7人に1人が一生のうちに一度はうつ病にかかる時代になったということは何を意味しているのだろうか。それは病気というよりも，社会や文化の変化に対する「からだの防衛反応」あるいは「順応のための準備期間」と考えたほうがよいのではないだろうか。すなわち，現代の社会・文化の変化に対して，からだが「少し休みたい」，あるいは「適応への準備のために少し時間がほしい」，と訴えている状態といえるのかもしれない。

社会の変化と人間との関係をみてみると，第二次世界大戦後の復興・成長の時代においては，社会は個人に対して勤勉，努力，忠実を要請し，その結果，真面目・几帳面で，責任感が強く，秩序を重んじ，他人への配慮が行き届いた，「執着性格」や「メランコリー型性格」の人たちはうまく社会へ順応し，わが国の戦後復興の原動力になったことがこれまで指摘されてきた。右肩上がりの高度経済成長期を支えてきた人たちである。

しかしながら，近代化が達成され，高度経済成長が終わり，価値観が多様化し，集団主義から個人主義への移行がみられ，権威の存在が不明確になった現代社会においては，これまでの「何事も速く」「効率よく」「完璧に」「ミスなく」「全力で」「一生懸命に」，というスタイルに限界がきていると考えることもできるかもしれない。

以上のように考えると，うつ病の増加の意味は，現代に生きる私たちが，社会・文化の変化に伴い，これまでの生き方やスタイルを問い直され，「新しい生き方」を問われていると考えることもできるのではないだろうか。

3. 新しい生き方の模索

社会・文化の変化に対して，新しい生き方を真正面から問われているのは，実は現代に生きる大人たちである。現代の社会構造の破綻，経済の停滞，教育制度の限界などに対してさまざまな改革が行われているが，具体的な将来像が示されているとは言い難い。大人たちは，いまだにこ

れからの新しい生き方を見いだしてはいないというのが現状である。

　一方，子どもたちは，抑うつの時代に生きながら，すでに新しい生き方を始めているといってもよいかもしれない。たとえば，最近の不登校の子どもたちには（不登校の中にはうつ病の子どもも含まれているため，鑑別は慎重に行わなければならないが），以前のように切羽詰まった，絶望的なイメージはなくなってきたように思う。また，かつてのように昼夜逆転した生活を送り，人目をはばかって生きていた子どもたちとは異なり，昼間から街へ出かけ，友達と遊び，他人の目をあまり気にしないようになってきたといえる。フリースクール，夜間中学，家庭学校，大学検定など，子どもの選択肢は多様になってきたことから，自らの意志で，自分の主義として学校へ行かないというケースも明らかに増えていると思われる。

　また，青年の社会的自立の時期が遅れ，世にフリーターが溢れ，若者の転職も日常茶飯事になってきていることが，大人からの非難の的になっている。確かに，青年の未熟さ，こらえ性のなさ，我慢のなさ，根性のなさなど，以前と比べて変わってきている面もあるのかもしれないが，このような面も必ずしもマイナスばかりではない。大人世代の象徴である「企業人間」「会社人間」が，実は自己を犠牲にした生き方であり，主体性に乏しく，自己決定力に欠けるものであったことに，子どもたちは気づき始めたのかもしれない。決して単に「わがまま」や「自己中心的」ではなく，自分自身を大切にして，いまを充実させる生き方へそのスタイルを変えてきたということができるかもしれない[6]。

　さらに，1995年に起きた阪神・淡路大震災時には，数多くのボランティアの大半を若者が占めたことはわれわれの記憶にまだ新しい。また，薬害エイズ訴訟においても，多くの若者が原告の訴えに共感して行動を起こし，それが引き金になって1996年に大阪・東京HIV訴訟の和解が成立した。このような新しい感性をもって，ボランティア活動や連帯行動に，身軽にそして主体性をもって動く若者たちが確実に増えているのである。このことは同時に，彼らがいかに他者とのコミュニケーションを求めているか，また他者とつながることによって自己存在を確かめようとしているかを現している事柄でもある。

　さらに近年，インターネット，Eメール，携帯電話，TVゲームなどの新しいコミュニケーションの方法が急速に発達してきている。その利用者の多くは子どもと若者である。これらの方法にはプラス面もマイナス面もあるが，いずれにしろ，彼らは自らの方法で他者とのコミュニケーションを切望しているのである。家族関係の希薄化や地域共同体の崩壊が指摘されている中で，若者たちはこれらの方法によってまったく新しいコミュニティを形成しつつある。子どもたちは，すでに新しい生き方を始めているのである。

■文　献

1）傳田健三：子どものうつ病—見逃されてきた重大な疾患—．金剛出版，東京，2002
2）傳田健三：子どものうつ，心の叫び．講談社，東京，2004
3）傳田健三：子どものうつ病と現代社会：うつの時代と子どもたち（松本真理子編）．至文堂，東京，2005

4）滝川一廣：家庭のなかの子ども，学校の中の子ども．岩波書店，1994
5）山下　格：精神医学ハンドブック．日本評論社，1995
6）尾木直樹：子どもの危機をどう見るか．岩波書店，2000

第 2 章
小児の不安障害

Ⅰ. 小児の不安障害とはどんな病気なのか
Ⅱ. 分離不安障害
Ⅲ. パニック障害
Ⅳ. 社会不安障害
Ⅴ. 強迫性障害
Ⅵ. 外傷後ストレス障害（PTSD）

I. 小児の不安障害とはどんな病気なのか

　小児の不安障害は，小児期に特有の病態と成人期にもみられる病態の二つに大別される。いずれも不安を主症状とする病気であり，いわゆる「神経症」と重なる部分が少なくない。

　小児期に特有の病態としては，「分離不安障害」が挙げられる。これは，その子にとってもっとも愛着のある人（おもに母親）からの分離に対する過剰な不安を基本症状とする病態である。その不安が，その子の発達水準から予測されるものを越えている場合に診断される。

　成人期にもみられる病態として，ここでは「パニック障害」「社会不安障害」「強迫性障害」「外傷後ストレス障害（PTSD）」を取り上げる。これらの不安障害は，わが国を含めた先進国で急激に増加している疾患である。

　不安は健康な人間にも生じるものであり，それだけで病気とはいえないことは言うまでもない。不安障害の人の不安は，性質も，強さも，健康な人の不安とは異なり，そのために日常生活にいちじるしい障害が生じているのである。不安障害は，健康な人間の心理の延長線上にある病気で，誰でもなる可能性がある。いわゆる「精神病」ではなく，大きな身体の病変によるものでもない。本人は症状に苦しんでおり，その悩みは理解可能なものということができる。

　不安障害は，これまで心因によって生ずる病気と考えられてきたが，近年の研究により，心理的要因だけでなく，体質的要因，社会文化的要因などが相互に関連して起こることが明らかになってきた。どの要因が強く働いているかは，個人によってさまざまである。

　治療は，精神療法と薬物療法をバランスよく行う必要がある。精神療法は子どもの話を十分に聞きながら，具体的な対処法をともに考えていくことが基本である。薬物療法では抗うつ薬（特に，選択的セロトニン再取り込み阻害薬：SSRI）と抗不安薬が用いられ，効果が期待できる。

　以下に，それぞれの疾患について，実際の症例を呈示しながら診断と治療について詳しく述べてみたい。

II. 分離不安障害

A 分離不安障害とはどんな病気なのか

　分離不安障害の基本的特徴は，その子にとってもっとも愛着のある人（おもに母親）や家からの分離に対する過剰な不安である．その不安が，その子の発達水準から予測されるものを越えている場合に診断される．DSM-IV[1]の分離不安障害の診断基準を**表10**に示した．

　すなわち，①家や愛着をもっている人からの分離に対する発達的に不適切で，過剰な不安があること（基準A），②この障害は少なくとも4週間持続すること（基準B），③障害は18歳以前に始まること（基準C），④臨床的に明らかな苦痛または社会的，学業的（職業的），または他の重要な領域における機能の障害を引き起こしていること（基準D），⑤この不安は，広汎性発達障害，統合失調症，広場恐怖を伴うパニック障害，またはその他の精神病性障害によるものではないこと（基準E），の5つを満たすものである．

　そして，この障害の不安の特徴は，①愛着をもっている人からの分離に際して過剰な苦痛を抱くこと（基準A-1），②愛着をもっている人から分離された場合，その人を事故や病気で失うのではないかという過剰な心配を抱くこと（基準A-2），③この障害をもつ子は迷子になったり，誘拐されたりするのではないかという過剰な心配を訴えること（基準A-3），④愛着をもっている人から分離される恐怖から，学校や友達の家に行ったりすることを拒否すること（基準A-4），⑤1人で家にいることができず，親の「後追い」や「まとわりつき」行動がみられること（基準A-5），⑥自分が眠りにつくまで，愛着をもっている人がそばにいるように主張すること（基準A-6），⑦分離を主題とした夢（たとえば，火事，犯罪，災害などによる家族の崩壊）を繰り返し見ること（基準A-7），⑧分離が起こったり，それが予測されたりしたときに，腹痛，頭痛，嘔気，嘔吐などの身体症状が出現すること（基準A-8），の8つのうち3つ（またはそれ以上）を有することである．

■表10 分離不安障害の診断基準：DSM-IV[1)]

A. 家庭または愛着をもっている人からの分離に対する，発達的に不適切で，過剰な不安で以下の項目のうち3つ（またはそれ以上）が証拠として存在する．
  1) 家庭または愛着をもっている重要人物からの分離が起こる，または予測される場合の反復的で過剰な苦痛．
  2) 愛着をもっている重要人物を失う，またはその人に危険がふりかかるかもしれないという持続的で過剰な心配．
  3) 厄介な出来事によって，愛着をもっている重要人物から引き離されるのではないかという持続的で過剰な心配（例えば，迷子になる，または誘拐される）．
  4) 分離に対する恐怖のために，学校やその他の場所へ行くことについての持続的な抵抗または拒否．
  5) 一人で，または愛着をもっている重要人物がいないで家にいること，またはその他の状況で頼りにしている大人がいないこと，に対する持続的で過剰な恐怖または抵抗．
  6) 愛着をもっている重要人物がそばにいないで寝たり，家を離れて寝ることに対する持続的な抵抗または拒否．
  7) 分離を主体とした悪夢の繰り返し．
  8) 愛着をもっている重要人物から引き離される，または分離が起こる，または予測される場合の，反復する身体症状の訴え（例えば，頭痛，腹痛，嘔気，または嘔吐）．
B. この障害の持続期間は少なくとも4週間．
C. 発症は18歳以前．
D. この障害は臨床的に明らかな苦痛または社会的，学業的（職業的），または他の重要な領域における機能の障害を引き起こしている．
E. この障害は広汎性発達障害，統合失調症，またはその他の精神病性障害の経過中にのみ起こるものではなく，青年期および成人期においては，広場恐怖を伴うパニック障害ではうまく説明されない．
◆該当すれば特定せよ：
  早発性 6歳未満の発症の場合

American Psychiatric Association：Diagnostic and Statistical Manual of Mental Disorders, 4th edition (DSM-IV). American Psychiatric Association, Washington, DC, 1994（高橋三郎, 大野 裕, 染矢俊幸 訳：DSM-IV. 精神疾患の診断・統計マニュアル. 医学書院, 東京, 1996）

B 分離不安障害の臨床的特徴

1. 文化的差異

　分離，特に母子分離に対する考え方には文化による差が大きい。欧米では両親と子どもの寝室は別であることが一般的であるが，わが国では両親と幼児が「川の字」で寝ることに特に違和感はない。わが国では，家族成員間の相互依存に価値観をおく傾向がある。ただ，このことと分離不安障害とはきちんと区別する必要がある。

　幼稚園入園時に，玄関で母親との別れを躊躇したり，母親にまとわりついたりすることは，一時的なものであれば正常範囲内と考えるべきである。

2. 分離不安障害の臨床的特徴

　分離不安障害を呈する子どもの家族は，密接な母子関係あるいは家族関係である場合が多い。あるいは，生まれつき母親へのしがみつきが強い場合や，元来少しでも母親の姿が見えないと不安を示す子どもである場合も少なくない。そのような子どもが，発達過程において，母親との分離をしなければならないとき（母親が働きに出たり，入院したときなど），あるいは保育園や幼稚園に行かなければならないときなどをきっかけに症状が出現することが多い。

　家から離れることを極端に不安がり，悲惨なほど落ち着かなくなる。あるいは，母親にしがみつき，泣き叫び，地面に横になって離れようとしないなど，退行現象を示すことも少なくない。

　母親から無理矢理引き離されると，元気がなくなり，無感情や悲哀感を示し，遊びにまったく集中できなくなる。しきりに家に帰りたがり，母親と会うことを要求し，母親との再会のことばかり考えるようになる。あるいは，「母親が事故にあったのではないか」「二度と会えなくなってしまうのではないか」という恐怖をしばしば述べる。あるいは，強盗，誘拐，災害などのことを過剰に心配し，恐れるようになる。死の恐怖を訴えることもしばしばみられる。1人でいなければならないとき，「見知らぬ人が部屋をのぞき込む」「自分をじっと見つめる目を感じる」などの異常な知覚体験を述べる子どももいる。

　幼稚園児の登園拒否あるいは小学校低学年の不登校の背景には分離不安障害が存在することがある。登園拒否や不登校が長期間続く場合や不安，恐怖，心配の訴えが過剰で極端であり，その子の本来の発達水準からみてその程度が臨床的にいちじるしい場合は分離不安障害を疑う必要がある。

3. 有病率，経過，遺伝的要因

　小児期および思春期における分離不安障害の有病率は，約4％と報告されている。決してまれな病態ではないといえる[1]。

　発症のきっかけとしては，愛着のある家族の死，可愛がっていたペットの死，家族の病気，引っ越し，転校などが挙げられる。発症は小学校入学前であることが多い。思春期・青年期における発症はまれである。経過は増悪と寛解の時期がある。まれに分離不安障害をきっかけとして不登校に陥り，長期間にわたって家庭に引きこもる場合もみられる。

　分離不安障害は，一般人口よりも同一家系内に多くみられる傾向がある。また，パニック障害をもつ母親の子どもに多くみられる傾向がある[1]。

C 症例呈示

　【症例E】：女子，初診時10歳4ヵ月，小学5年生（詳細は「子どもの遊びと心の治療―精神療法における非言語的アプローチ―」[2]参照）

　【主症状】：不登校，母親から離れられない，幼児語を使う

【家族歴】：Eが1歳11ヵ月時に両親が離婚し，以後母親および2人の兄（15歳，13歳）と同居した。父親は，離婚後も子どもたちとの面会や養育費の問題などで，母親とのトラブルが絶えなかった。母親は，Eの幼少時は自分自身が精神的に不安定で，Eを十分養育する余裕がなかったと自責的に述べた。さらに，母親は精神的なストレスに関連して腹部が膨満したり（呑気症），咽頭部に腫瘤ができたり（ヒステリー球）する症状が出現し，精神科へ通院するようになった。

【生育歴】：正常満期産。人工栄養。4歳時，気管支喘息で入院した。以後も不定期ではあるが治療を継続している。Eは保育園，幼稚園，小学校入学時に，それぞれ1ヵ月ほど登園，登校を嫌がる時期があったが，母親が同伴することで自然に通うことができるようになった。Eは家庭では活発であるが，学校では内向的で引っ込み思案なところが目立ち，友達は少なかった。家庭では兄2人と比べると，むしろ我慢強くて聞き分けもよく，母親にべたべたと甘えてくることもなかったという。

【現病歴】：小学4年生の4月に転校後，1週間ほどは問題なく登校していたが，まもなく「学校で嫌なことがある」と訴えて登校を渋るようになった。次第に登校時に頭痛や腹痛を訴え，徐々に休む日が多くなり，5月からはまったく登校しなくなった。母親によれば，いじめというほどではなかったが，身長が低いことを数人の男子にからかわれたことが原因だろうとのことであった。

クラス担任とスクールカウンセラーは積極的に登校を促す方針をとり，母親にも強い態度で登校させるように指示した。また，クラス担任の指示により，数人のクラスメイトが毎朝迎えに来るようになった。その結果，Eは5月中旬より，母親とクラスメイトの付き添いで登校できるようになった。

ところが6月初旬より，再び登校時に頭痛や腹痛を訴えて休む日が多くなった。母親が無理に連れて行っても，教室に入らないで帰宅してしまったり，担任やクラスメイトが迎えに行くと，トイレに閉じこもって出てこなかったりということが続いた。

母親の強い登校の促しや担任・クラスメイトの訪問というストレスが加わるにつれ，次第に母親から離れられない状態が強くなってきた。すなわち，母親がほんの少しでも外出することを嫌がり，どこへでもついていくようになった。母親が短時間外出しただけで，交通事故にあったのではないかと不安で泣き出したり，家でもトイレの中まで母親と一緒にいたがったりした。また，毎晩悪夢を見て覚醒し，「大人になりたくない。大人になったらお母さんが歳をとって死んでしまう」といって泣き出すようになった。さらに，言葉づかいも幼児語が目立つようになり，家でも1人で幼児期のおもちゃを持ち出して遊ぶようになった。結局，その後まったく登校できなくなってしまった。

母親は，次第にクラス担任ともスクールカウンセラーとも折り合いが悪くなり，連絡や相談も途絶え，周囲の反対を押し切って転居してしまった。さらに，母親自身の精神状態も不安定となり，腹部膨満や咽頭部の腫瘤が悪化し，母子ともに孤立状態となってしまった。近隣に住む母方祖母が心配して，何とか母親を説得し，Eが小学5年生の7月，母子ともに病院を受診した。

1）治療経過

a. 初回面接（小学5年生7月）

　初診時，初対面にもかかわらず，Eは緊張している印象をほとんど感じさせなかった。質問に対しては，舌足らずな幼児語を使ってむしろ淀みなく答えた。自分で答えられないときは，「わかんない」といって母親のほうを向いて助けを求めた。しかし，治療者が質問していくと，幼児語を使ってはいるものの，このままではいけないと考えていること，友達が欲しいと思っていること，学校へ通えるようになりたいと思っていることなど，治療に対する意欲，期待感は十分に感じられた。言語的精神療法のみではなかなか深まらないと考え，非言語的治療について説明したところ，Eは絵画療法を選択し，週1回通院することになった。母親の精神科通院も途絶えていたので，別の治療者を紹介した。

b. 非言語的治療

　絵画療法のためにEのみを連れて診察室に入り，母親には待合室で待っていてもらう旨を伝えても，母子分離に抵抗はなかった。

　治療者が画用紙に簡単な誘発線を描き，その描線をもとにEに絵を仕上げてもらう「きっかけ法」を行った。この方法は絵画完成に治療者も加わることにより，遊びの感じがして抵抗が少ない絵画療法である。Eは毎回4～5枚の絵を描いた。

　治療開始2ヵ月後，E自ら「病院に併設されている院内学級に通ってみたい」と言い出した。毎週通院時に，院内学級の子どもたちがグラウンドで楽しそうに遊んでいるのを見て，自分もここなら通えるのではないかと思ったという。E，母親，主治医，院内学級教師で話し合いをもち，9月の下旬から，午前中1時間だけ院内学級に通ってみることになった。その後，Eは順調に院内学級に通うことができ，時間も少しずつ延長していった。10月下旬からは，終日院内学級で過ごすことができるようになった。

　この頃から，毎回「きっかけ法」で描いた4～5枚の作品を並べて，即興で物語をつくって話すようになった。その内容は，小学5年生らしい，楽しく，可愛らしく，ユーモアに富むストーリーであるが，「見捨てられる不安」「叱責されることへの恐怖」「因果応報」「救済」「再生」「新しい始まりと創造」などの意味がみて取れた。

　12月初旬頃には，院内学級にはすっかり慣れて，問題なく通うことができるようになった。Eの申し出によって，12月上旬で絵画療法は終了した。

c. 遊戯療法

　その後12月から3月までの間，Eは治療者と一緒にさまざまな遊びをしたいと望むようになった。その経過と内容を挙げると次のとおりである。①診察室で2～3歳用の積木と玩具で遊ぶ，②小さなプレイルームでクリーニング屋さんごっこ，③少し広いプレイルームでままごと，④広い集団プレイルームでボール遊び，⑤集団プレイルームで大きな玉を使った遊び，⑥集団プ

レイルームにレールを敷いて列車遊び，⑦病院内の探索，⑧体育館で卓球，⑨体育館でテニス，⑩病院を出て近隣を探索するというように，遊戯療法の内容は短期間の間に，あたかも幼児期から思春期に急速に発達するように，あるいは退行から急いで回復するかのように，幼児期から思春期の遊びへ順を追って移行していったのである。また，遊びの範囲も診察室からプレイルームへ，集団プレイルームから体育館へ，病院内から病院外へと拡大していった。それはまるでE自身の自我の広がりを象徴するかのようであった。

2）その後の経過

家庭においても，母親が驚くほど自主的な行動が増えてきた。言われなくても何でも1人で行い，母親をてこずらせることはほとんどなくなった。ベッドを買ってもらい，2月から1人で寝るようになった。3月には初めて1人で地下鉄に乗って外出し，院内学級の友達の家に遊びに行った。緊張したが楽しかった，と興奮して母親に報告したという。

6年生の4月より，Eの強い希望により，地元の小学校に復帰した。その後の経過は決して平坦ではなく，紆余曲折があった。再び院内学級へ戻ってきた時期もあった。しばらくの間，家に閉居していた時期もみられた。しかし，さまざまな人の支えにより，通信制の高校を卒業し，現在は事務職員として順調に働いている。

D 分離不安障害の治療

1. 面接の基本

分離不安障害の子どもは，不安が強く，おもに母親から離れられなくなっている。原因はさまざまであり，多くの要因が複雑に絡み合っていることが多いので，はじめから一つの原因に決めつけないほうがよい。

まず，母子合同面接から行うことが無難であろう。その場合も，面接の中心は患児本人であるというサインをたえず送り続けていく必要がある。多くの分離不安障害の子どもは，引っ込み思案で，治療者が質問してもうまく答えられず，すぐに母親のほうを向いて助けを求めようとすることが多い。母親が代わりに答えた場合でも，その都度本人に「それでいいのね」と確認していく必要がある。基本的には本人に一つひとつ尋ねながら，母親の助けを借りて，これまでの経緯を丁寧に聞いていく。

初回の面接では，本人がいま一番困っていること，もっともつらいことを，母親の助けを借りながら第三者に十分に話し，問題が明らかにされていくことが重要である。強い絆で結びつきながらも膠着した母子関係に，第三者が穏やかな形でかかわっていくという対応が基本となるのである。

2. 治療関係の確立

　上記のような対応をしていくと，患児も安心できるようになり，次第に治療者に慣れてくる。診察室の外で母親が待っているという安心感があると，母子分離が可能となり，治療者と2人きりで診察室に入ることができるようになっていく。

　治療関係が深まってくるにつれ，治療者に甘えてきたり，治療者のプライバシーを尋ねてきたり，ときには過剰な依存を示すこともあるかもしれない。このような場合，治療関係を深めることだけを目的にしないことが重要である。本人の要求を何でも受け入れればよいというわけではない。初めの段階で，できることとできないこと，治療場面における制限などを確認しておく必要がある。治療者には，一方では可能な限り安心を与えながら治療関係を構築し，他方では冷静に状態を観察し，診断するという複眼的視点が求められるのである。

　分離不安障害の子どもは，言語的精神療法だけで治療が終結することはまれである。多くの場合は，何らかの非言語的アプローチが必要となる。絵画療法，箱庭療法，遊戯療法など，本人の志向性と施設の環境によってさまざまな方法が考えられる。

3. 家族へのアプローチ

　分離不安障害の症例に対して，家族へのアプローチは不可欠である。ただ，これまで分離不安障害の母親は，過保護，過干渉，溺愛，完璧主義などといわれることが多かったが，そのような先入観にとらわれすぎて，母親のそのような態度を責めたり，無理やり直そうとしたりしてもうまくいかないことが多い。

　むしろ治療者には，母親がなぜそのような態度をとらざるを得ないのか，母親と子どもがうまく分離・独立していくためにはどうしたらよいか，何ができるかを，母親とともに協力して考えていく公正で真摯な姿勢が求められる。

　確かに，母親が元来やや過保護である場合もあるかもしれない。逆に，子どもが生まれつき不安が強く，母親へのしがみつきがいちじるしい場合もある。母親の過保護の背景には，夫婦間の心理的葛藤や暴力が存在する場合もあるだろう。あるいは，祖父母，特に姑との対立や介護の問題が存在することもある。

　そのような問題を理解しながら，そうであってもいまできることは何か，援助が得られることはないかなどについて共に考えていくことが重要である。必要であれば，母親と子どもの治療者を別にして治療を進めていく場合もある。

4. 行動面へのアプローチ

　多くの場合は，上記のようなアプローチを行っていくうちに，患児自身が同年代の子どもたちとの交流を望むようになってくる。タイミングを見計らって，母親が同伴して幼稚園や学校へ行く練習をしていく。当初は，母親が幼稚園や学校の教室の中まで同伴しなければならないこともあるかもしれない。焦らず，気長に，子どもが同年代の子どもたちに慣れるのを待つことが必要

である。子どもは本来，同世代の中で遊ぶことがもっとも楽しいことであるので，それまでの経過に無理がなければ，スムーズに入っていける場合がほとんどである。

症例Aで示したように，周囲が焦って，無理に適応させようとすると，逆に不安がつのり，退行したりすることがあるので，注意が必要である。

5. 特殊な治療

症例Eのように，退行がいちじるしい場合や分離不安障害が長期にわたっている場合には，十分に話し合ったうえで児童精神科病棟や小児科病棟への入院治療が適応の場合もある。入院治療のメリット，デメリットを検討し，長期的な入院にならない配慮が必要である。

薬物療法は，対症療法が基本である。ただし，抗不安薬は退行を促す場合もあるので，なるべく使用しないほうがよい。不安がいちじるしい場合に，屯用で抗不安薬を用いる程度にとどめておく。強い不安が長期に続く場合には，むしろうつ病や他の不安障害の合併を考える必要がある。そのような場合には，SSRI（選択的セロトニン再取り込み阻害薬）を使用することを考慮する。

文 献

1) American Psychiatric Association：Diagnostic and Statistical Manual of Mental Disorders, 4th edition（DSM-Ⅳ）. American Psychiatric Association, Washington, DC, 1994（高橋三郎，大野　裕，染矢俊幸訳：DSM-Ⅳ. 精神疾患の診断・統計マニュアル. 医学書院，東京，1996）
2) 傳田健三：子どもの遊びと心の治療—精神療法における非言語的アプローチ—. 金剛出版，東京，1998

III. パニック障害

A パニック障害とはどんな病気なのか

1. パニック障害の概要

　パニック障害とは，表11のような急性の不安発作（パニック発作）が頻発する状態である。パニック発作は，急激に出現する強い恐怖感，不安感，あるいは不快感を特徴とする。突然，表11の症状のうち4つ以上が出現し，10分以内に頂点に達する。

　そのようなパニック発作が頻発すると，次第に，また発作が起きるのではないかという「予期不安」が出現してくる。さらに，発作により「コントロールを失うのではないか」「心臓発作を起こすのではないか」「気が狂ってしまうのではないか」などといった「過剰な心配」が持続する。

　さらに，パニック発作が頻発すると，地下鉄に乗るのが怖い，飛行機に乗ることができない，外出するのが怖いなどの「広場恐怖」を呈し，生活がいちじるしく障害されるようになる人もいる。また，パニック障害を放置すると，「うつ状態」へ移行する場合がある。

　パニック障害は，かつて「不安神経症」「心臓神経症」と呼ばれた病態である。パニック障害は身体症状が表面に出るため，正しい診断と治療がなされていない場合がある。初診時に精神科を受診する人は約10％で，90％以上は一般診療科を受診する。近年の研究により，パニック障害の生物学的基盤が解明されつつある。

2. パニック障害の診断

　DSM-IV[1)]のパニック障害の診断基準を表12に示した。DSM-IVでは，広場恐怖を伴うパニック障害と広場恐怖を伴わないパニック障害に分かれる。パニック障害のパニック発作は，少なくとも1回は予期しない（自然の，前触れのない，突然の）発作が存在することを特徴とする。表12のA～Dのすべてを満たしたときパニック障害と診断される。

■表11 パニック発作（DSM-IV）[1]

強い恐怖または不快を感じるはっきり他と区別できる期間で，その時，以下の症状のうち4つ以上（またはそれ以上）が突然に発現し，10分以内にその頂点に達する．

1) 動悸，心悸亢進，または心拍数の増加
2) 発汗
3) 身震いまたは震え
4) 息切れ感または息苦しさ
5) 窒息感
6) 胸痛または胸部不快感
7) 嘔気または腹部の不快感
8) めまい感，ふらつく感じ，頭が軽くなる感じ，または気が遠くなる感じ
9) 現実感消失（現実でない感じ），または離人症状（自分自身から離れている）
10) コントロールを失うことに対する，または気が狂うことに対する恐怖
11) 死ぬことに対する恐怖
12) 冷感または熱感
13) 異常感覚（感覚麻痺またはうずき感）

■表12 パニック障害（広場恐怖を伴う場合，伴わない場合）：DSM-IV[1]

A. 1) と2) の両方を満たす
　1) 予期しないパニック発作が繰り返し起こる．
　2) 少なくとも1回の発作の後1ヵ月間（またはそれ以上），以下のうちの1つ（またはそれ以上）が続いていたこと：
　　a) もっと発作が起こるのではないかという心配の継続
　　b) 発作またはその結果がもつ意味（例：コントロールを失う，心臓発作を起こす，"気が狂う"）についての心配
　　c) 発作と関連した行動の大きな変化
B. 広場恐怖が存在する（または存在しない）
C. パニック発作は，物質（例：乱用薬物，投薬）または一般身体疾患（例：甲状腺機能亢進症）の直接的な生理学的作用によるものではない．
D. パニック発作は，以下のような他の精神疾患ではうまく説明されない．例えば，社会恐怖（例：恐れている社会的状況に曝露されて生じる），特定の恐怖症（例：特定の恐怖状況に曝露されて），強迫性障害（例：汚染に対する強迫観念のある人が，ごみや汚物に曝露されて），外傷後ストレス障害（例：強いストレス因子と関連した刺激に反応して），または分離不安障害（例：家を離れたり，または身近な家族から離れたりしたとき）

American Psychiatric Association：Diagnostic and Statistical Manual of Mental Disorders, 4th edition（DSM-IV）. American Psychiatric Association, Washington, DC, 1994（高橋三郎，大野　裕，染矢俊幸訳：DSM-IV. 精神患者の診断・統計マニュアル．医学書院，東京，1996）

3. パニック障害の随伴症状

【予期不安】：またパニック発作が起こるのではないかと心配する．

【広場恐怖】：もしそこで発作が起きたら，助けを求められない，あるいは逃げ出せないような場所に行けなくなる．たとえば，地下鉄に乗れなくなったり，飛行機に乗れなくなったりする．重症になると，一歩も外出できない外出恐怖に発展する．

【心気状態】：自分は心臓疾患であると確信し，何度も検査を要求するようになる．さらに，検

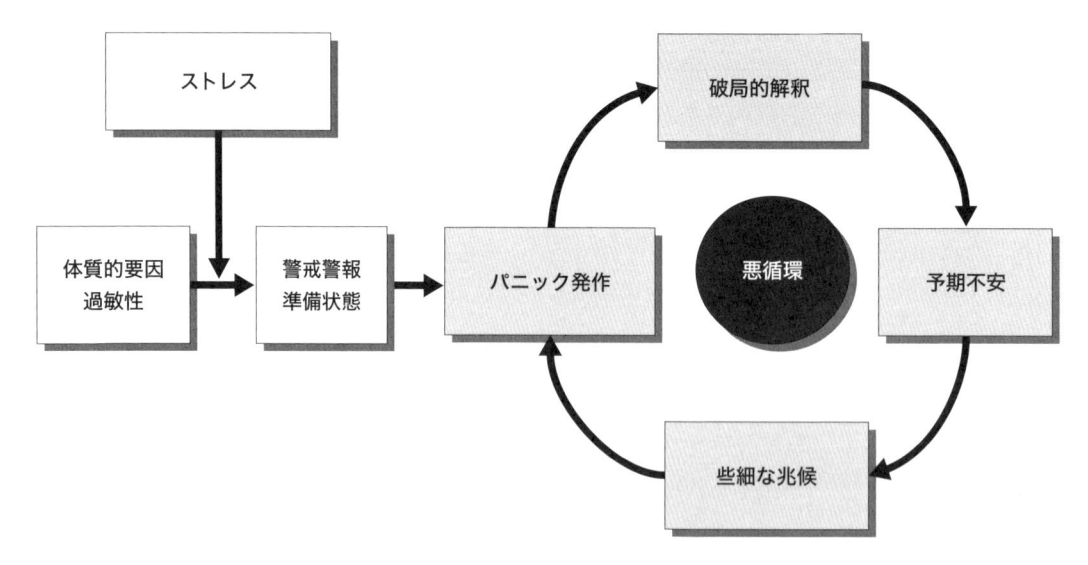

■図11　パニック障害の悪循環過程

査では発見できない致命的な病気に罹っていると思い込むようになる。

　【うつ状態】：パニック障害が続くと，約半数にうつ状態が合併する。軽症ではあるが，内因性のうつ病である場合が少なくない。

4. パニック障害の悪循環過程（図11）

　パニック障害の人は身体の症状に敏感で，ストレスに対して身体のバランスを崩しやすい傾向がある。慢性的なストレス状況，疲弊状態が持続していることが少なくない。ストレスが持続すると，パニック発作の前兆としての些細な身体的変調（軽い動悸，息苦しさ，めまいなど）が起こり，発症準備状態ができあがる。

　そのような状態において，ある日突然強いパニック発作が出現する。その時，強い死の恐怖，重大な疾患ではないかという過剰な不安を感じる（破局的解釈）。発作が治まっても，また発作が起こるのではないかという不安が生じる（予期不安）。その不安のため，体調の変化に過剰に注意が向き，身体症状に固執するようになる。身体症状に注意が引きつけられると，些細な身体症状がより起こりやすくなり，実際にパニック発作に発展してしまうのである（悪循環の形成）。

　パニック発作が頻発すると，発作を起こしやすい状況や援助を求められない空間に対する回避行動が引き起こされる（広場恐怖）。この回避行動が，さらに身体症状に敏感にさせ，注意を身体的変調に向けさせ，結果としてパニック発作をさらに引き起こしやすい状況がつくられていく。

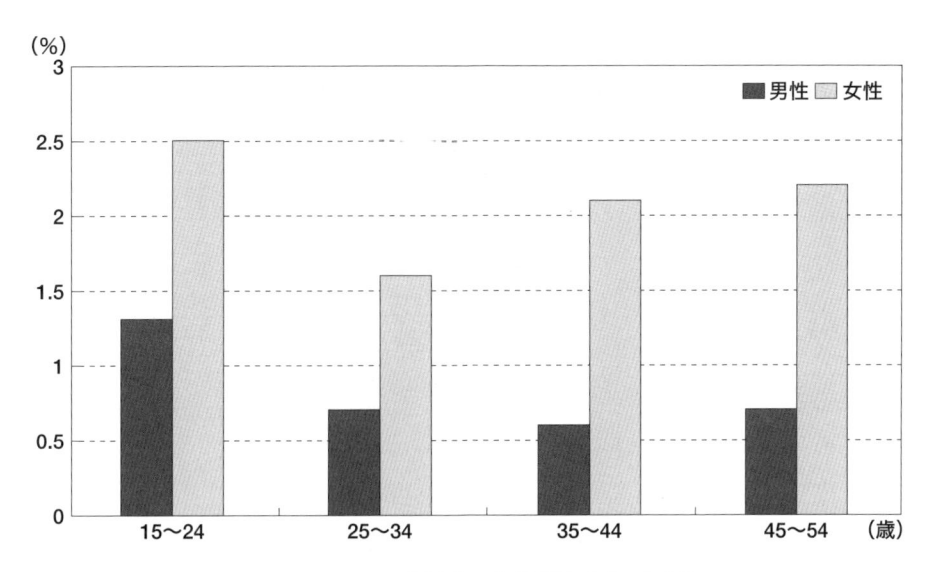

■図12　パニック障害の年齢別有病率（%）[3]

Eaton WW, Kessler RC, Wittchen, HU, et al：Panic and disorder in the United States, Am J Psychiatry；151：413-420, 1994

B　パニック障害の基本的事項―疫学，経過・予後―

1. 疫　学

　パニック障害の大規模な疫学研究としては，Epidemiologic Catchment Area（ECA）Program[2]とThe National Comorbidity Survey（NCS）[3]がある。それによると，1年有病率で1.0～2.2%，生涯有病率では1.6～3.5%であった。性差では女性のほうが，2～3倍有病率が高く，年齢層では15～24歳がもっとも有病率は高く，女性では45～54歳にもピークがあった（図12）[4]。

　ウィッチェンら[5]は，これまでの疫学調査から，①パニック障害の発症年齢の平均が若年層にあること，②小児期の不安障害がパニック障害の素因をなす可能性があること，③小児にもパニック障害が存在し，今後は小児についての研究が重要であることを指摘している。

　これまで小児期のパニック障害は，あまり注目されてこなかった。子どもは，不安発作が出現してもうまく表現することができないため，見逃されてきた可能性は否定できない。

2. 経過・予後

　パニック障害は，一般に慢性の経過をたどる。慢性ではあるが，症状は消長を繰り返し，軽快期間をおいて挿間的に症状が出現することもある。治療によってさまざまな経過をとるが，軽症で完全に寛解する場合もあれば，重篤な症状が続く場合もある。

　予後は，治療開始後6～10年後において約30%が良好，40～50%が症状はあるが改善，20～30%は不良または悪化するという[1]。

C 症例呈示

【症例F】：女子，初診時14歳3ヵ月，中学2年生
【主症状】：突然，動悸，呼吸困難，冷感が出現する
【家族歴・生育歴】：父親は56歳，会社を経営し，多忙な生活をしている。母親は49歳，専業主婦。18歳の兄は高校3年生。精神科的遺伝負因はない。
【現病歴】：元来，明朗で几帳面な性格であった。幼少時から人混みや閉所が苦手であったという。小学5年生の時，体育の授業で頭部を打撲し，脳神経外科で頭部MRIを撮影しようとしたとき，強い恐怖感に襲われ，大声で泣いて暴れ出したため，撮影が中止されたというエピソードがある。中学入学後，テニス部に入部し，活躍していた。

中学2年生の8月，テニスの全道大会出場のため特急列車に乗っている時に，突然，激しい動悸が出現し，呼吸が苦しくなり，冷や汗が出てきた。次第に手足が冷たくなり，しびれるような感じになった。自分がどうかなってしまうのではないか，死んでしまうのではないかという恐怖感がつのった。クラブの顧問の教師に介抱されて，30分後には落ち着いた。帰りは母親に迎えに来てもらい，母親の運転する自動車で帰郷した。

それ以来，週に2〜3回同様の発作がバスの中，授業中，あるいは美容院などで出現するようになった。いずれもしばらくその場にいなければならない状況で，もしここで発作が起きたらどうしようと考えているうちに，発作に発展してしまうという。そのため，人混み，映画，コンサートなどに行けなくなってしまい，バスや地下鉄も長時間は乗れなくなってしまった。心配した母親に連れられて9月下旬，当院内科を受診した。精査の結果，内科的には異常は認められないため，精神科を紹介された。

【初診時所見】：緊張した面持ちであるが，質問には的確に返答する。精神科を紹介されて，少し抵抗はあったが，内心ではうすうす心理的な問題も関係しているのではないかと感じていたと述べる。症状が回復するのであれば治療を受けたいと，治療には同意を示した。パニック障害の病態および予期不安からパニック発作へ発展するメカニズムなどを詳しく説明すると，自分の状態との類似性に驚くと同時に，治療への動機づけも高まったようであった。

【治療経過】：薬物療法として，抗不安薬のロラゼパム1.5 mg/日とSSRI（選択的セロトニン再取り込み阻害薬）のフルボキサミン25 mg/日から開始した。パニック発作は，薬物療法開始後約2週間でほぼ完全に消失し，ごく軽度の胸部違和感がまれに出現するのみとなった。予期不安，広場恐怖（人混み，映画，コンサートなどに行けない，バスや地下鉄に長時間乗れない）は4週目頃から改善していった。薬物療法に関しては，2週目よりロラゼパム1.5 mg/日は同量で，フルボキサミンを50 mg/日に増量，3週目よりフルボキサミンを75 mg/日に増量し，それを維持量とした。

治療開始1ヵ月後にはほぼ80％まで，2ヵ月後にはほぼ本来の状態に回復した。抗不安薬のロラゼパムは，漸減しても症状は悪化しないため，3ヵ月後には中止した。その後，フルボキサミ

ン 75 mg/日を約 1 年間継続し，以後徐々に減量していった。その後も症状が出現することなく，中学 3 年生の 3 月に治療を終結した。以後，症状の再発はみられていない。

D　パニック障害の治療

1. 心理教育（病気の説明）

　パニック障害の第一の治療は，心理教育である。まず身体的な検査を十分に行い，心臓などの内科的疾患ではないことを保証する。そのうえで，以下のような心理教育を行う[6]。
　①現在の状態は，「パニック障害」という病気の症状である。
　②決して，心臓などの内科的疾患ではない。
　③性格や環境の要因だけで生じるものではない。
　④一連の特徴的な症状があり，あなたの症状は典型的である。
　⑤薬物療法が有効であり，気力や根性だけで治るものではない。
　⑥パニック障害の基礎には，一時的な脳の神経伝達物質のアンバランスが想定されており，薬物はそれを是正する目的で用いられる。
　⑦決して，いわゆる「精神病」ではなく，精神科の疾患の中では治りやすいものの一つである。
　⑧薬物も一生続けるものではなく，状態に応じて漸次減量し中止することが可能である。
　⑨家族に対しても同様の説明を行い，対応に関する具体的な助言・指導を行う。

2. 薬物療法

　現在，パニック障害に対する有効性が示されている薬物は，SSRI，三環系抗うつ薬，ベンゾジアゼピン系抗不安薬である。まず，各薬剤の特徴を述べ，実際の薬物療法について解説したいと思う[6]。

1) 選択的セロトニン再取り込み阻害薬（SSRI）

　SSRI はパニック障害に対する第一選択薬と考えられる。わが国では SSRI としてフルボキサミンとパロキセチンがあるが，児童・青年期のうつ病に対してパロキセチンが情動不安定や自傷行為を増加させる可能性があるという「警告」が出ているため，パニック障害に対しても同様の注意が必要であると思われる。したがって，わが国では小児のパニック障害に対してはフルボキサミンが第一選択薬である。ただし，小児のうつ病の項で述べたように，他の抗うつ薬においても同様の注意が必要である。
　具体的には，フルボキサミンを 25 mg/日（パロキセチンであれば 10 mg/日）から始める。小学生低学年の場合は，12.5 mg/日（パロキセチンであれば 5 mg/日）から始めるほうがより安全である。小学生低学年では 50 mg/日（パロキセチンであれば 15 mg/日）まで，高学年では 75 mg/日（パロキセチンであれば 20 mg/日）を上限とする。中学生，高校生では体重に応じて成人

と同様に 150 mg/日（パロキセチンであれば 40 mg/日）まで増量することもある。効果発現までに 4 週間を要すると報告されている。

実地臨床においては，投与量はうつ病に比してより少量で有効な場合が少なくない。また，効果発現もより短期間で認められることが多い。治療効果も，パニック発作の抑制だけでなく，予期不安や広場恐怖に対しても有効である。

SSRI の副作用としては，嘔気，食欲低下などの消化器症状や不安や焦燥などの増強が報告されている。臨床的には三環系抗うつ薬と比して抗コリン作用（口渇，便秘，排尿困難など）が少ないため，より使いやすいと考えられる。

2) 三環系抗うつ薬

SSRI で効果がみられなかった場合には，副作用に注意しながら三環系抗うつ薬に変更してみる価値がある。パニック障害に有効な三環系抗うつ薬としては，イミプラミンとクロミプラミンが代表的である。

具体的には，イミプラミンを 25 mg/日から始める。小学生低学年の場合は，10 mg/日から始める。小学生低学年では 50 mg/日まで，高学年では 75 mg/日を上限とする。中学生，高校生では体重に応じて成人と同様に，150 mg/日まで増量することもある。効果発現までには，SSRI と同様に 4 週間を要すると報告されている。

三環系抗うつ薬の副作用としては，抗コリン作用（口渇，便秘，排尿困難など），起立性低血圧，心血管系への影響，鎮静作用などがあるため，小児への使用は慎重を期すべきと考えられる。

3) ベンゾジアゼピン系抗不安薬

抗不安薬としてはアルプラゾラム，ロラゼパムが用いられる。小児ではより副作用の少ないクロチアゼパムが用いられることも多い。

アルプラゾラムであれば 0.4 mg/日（ロラゼパムであれば 0.5 mg/日，クロチアゼパムであれば 5 mg/日）から始める。小学生低学年ではアルプラゾラム 0.4 mg/日まで，高学年では 0.8 mg/日まで（ロラゼパムであれば 1.0 mg/日，クロチアゼパムであれば 10 mg/日）を上限とする。中学生，高校生では体重に応じて成人と同様にアルプラゾラム 1.2 mg/日（ロラゼパムであれば 1.5 mg/日，クロチアゼパムであれば 15 mg/日）まで増量することもある。効果発現は抗うつ薬と比較して速いことが特徴である。

4) 薬物療法の実際

当初は，SSRI とベンゾジアゼピン系抗不安薬を併用することが多い（図 13）。1～3 ヵ月で，発作がほぼ完全に消失することが多い。発作が消失したら，抗不安薬は次第に減量し，発作が再発しなければ中止する。個人差はあるが，SSRI は 6 ヵ月～1 年間続けると再発しにくいといわれている。したがって，SSRI は 6 ヵ月～1 年間使用したのち漸減し，発作が再発しなければ中止する。

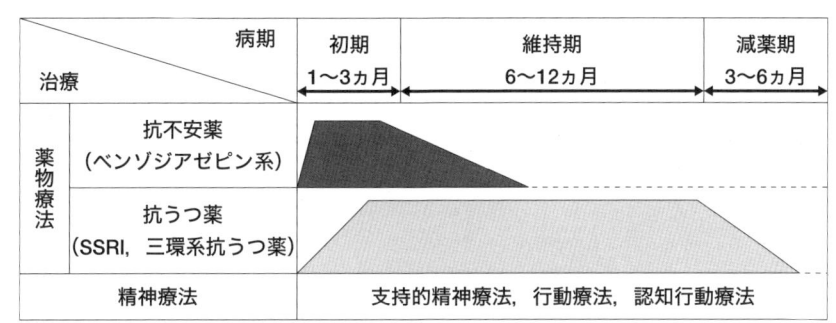

■図13 パニック障害の基本治療モデル[7]

佐々木高伸：パニック障害，日経メディカル開発，2001 を一部改変

3. 精神療法

日常臨床におけるパニック障害は，きわめて常識的な対応と薬物療法によって軽快する症例が少なくない。一般的には，支持的精神療法が行われる。以下に，基本的な対応について述べたいと思う[6]。

1) 症状は十分に聴く

当初は，患児の訴えに従って身体症状を中心に聞く。特に初回のパニック発作の状態と状況を詳しく聞く。次に，初回のパニック発作が出現したときにどんな気持ちがしたか，どのように考えたかを尋ねていく。その後少しずつ，生活環境，勉学や学校でのストレス・過労，あるいは家族状況などに話題を広げていく。

2) パニック障害に関する適切な説明を行う

先に述べたように，パニック障害に対する心理教育を行う。また，本人および家族に薬物の内容，効果と限界および副作用について十分な説明を行う。服薬の同意が得られれば，面接の内容は薬の効き具合，副作用の程度，服薬の心理などの「薬をめぐるやり取り」が中心となることも少なくない。

3) 支持的なアプローチを中心とする

ほどよく支持的，受容的な態度を基本とし，パニック発作の恐怖，予期不安のつらさに相応の共感を示す必要がある。また，「パニック発作で決して死んだりすることはない」ということを繰り返し保証していく。予期不安に対しても，主治医の「大丈夫」の一言は大きな心の支えとなることが多い。ただし，症例によっては必要以上の依存や退行を促さない配慮が必要な場合もある。

また，不安発作が起きたときの対処法をアドバイスすることも重要である。抗不安薬を常に携帯させ，パニック発作の前兆が出現すれば予防的に服用させる。パニック発作が起きたときには，抗不安薬を服用し，呼吸をゆっくり整え，パニック発作がおさまるのを待つようにアドバイスす

4）環境調整を行う

　パニック発作の直接の誘因ではなくとも，環境による負荷がパニック障害の発症や経過に少なからず影響を及ぼしている場合もまれではない。適切な環境調整が閉塞状況を打開することも少なくない。

　心因の究明は原則として急がないほうがよい。むしろ環境調整を行って，症状が軽快していくにつれ，患児が自然に生活状況と不安の関連に気づいていくような配慮が望ましい。

5）精神交互作用の説明とそれに基づく実践をすすめる

　症状が軽快してきたら，予期不安が生ずるメカニズム（精神交互作用）の説明を行う。そして，「いま，ここからできることから始めよう」「症状をもちながらも，なるべく普通の生活をしていこう」という生活指導的アプローチを行っていく。

6）認知行動療法

　薬物療法の効果が現れ，パニック発作が消失したら，症例に応じて認知行動療法を行う。認知行動療法の手順は以下のとおりである。

　①第1章の小児のうつ病における認知行動療法で用いた「気分ノート」を用いて，不安が生じる状況と，その時の気分，考え，行動などを書いてみる。不安が生じるときの自分の気分や考えに気づき，確認していく。

　②治療者とともに，マイナス思考や陥りやすい考え方について，もう一度振り返り，考え直してみる練習を行う。

　③段階的に不安に陥りやすい状況に慣れていく練習をしたり，恐怖が生じる場面に挑戦したりする訓練をしていく。

　④普通の生活を行ううえで，障害となっている問題について，治療者とともに具体的な解決策を考えていく。

■文　献

1) American Psychiatric Association：Diagnostic and Statistical Manual of Mental Disorders, 4th edition（DSM-Ⅳ）. American Psychiatric Association, Washington, DC, 1994（高橋三郎，大野　裕，染矢俊幸訳：DSM-Ⅳ. 精神疾患の診断・統計マニュアル．医学書院，東京，1996）
2) Eaton WW, Regier DA, Locke BZ, et al：The Epidemiologic Catchment Area Program of the National Institute of Mental Health. Public Health Rep；96：319-325, 1981
3) Eaton WW, Kessler RC, Wittchen, HU, et al：Panic and panic disorder in the United States. Am J Psychiatry；151：413-420, 1994

4) 竹内龍雄：疫学・経過・予後（パニック障害）．臨床精神医学講座，第5巻 神経症性障害・ストレス関連障害，中山書店，東京，pp178-184，1997
5) Wittchen HU, Essau CA：Epidemiology of panic disorder：progress and unresolved issues. J Psychiatr Res；27：47-68, 1993
6) 傳田健三：パニック障害の薬物療法と精神療法．臨床精神医学 25：1021-1027, 1996
7) 佐々木高伸：パニック障害．日経メディカル開発，2001

Ⅳ. 社会不安障害

A 社会不安障害とはどんな病気なのか

　社会不安障害（社会恐怖とも呼ばれる）は，対人交流場面における強い緊張や恐怖感を特徴とし，過度に恥ずかしがったり，他人からの評価を強く恐れたりする疾患である。

　具体的には，他人と話をしたり，人前で行動したりする社会的状況において，変に思われるのではないか，恥をかくのではないかと心配し恐れることが特徴である。そのような状況に入ると強い不安が生じ，激しい苦痛を感じる。そのため，そのような状況をなるべく避けようとする。やむを得ずそうした状況に入らなくてはならないときは，強い苦痛を耐え忍んでいる。日常生活や仕事上で，大きな支障が生じていることが少なくない。**表13**にDSM-Ⅳ[1]の診断基準を示した。

　社会不安障害に似ている病気として，わが国では「対人恐怖症」という状態がある。これは現在では，社会不安障害とおおむね同じ概念であり，わが国特有の一型と考えられている。社会不安障害と対人恐怖症の関係を**図14**[2]に示す。

　これまで，社会不安障害や対人恐怖症は，本人の性格の問題として誤解されてきた。しかし最近の研究によると，多くの人たちがこの問題で悩み（一般人口の3〜13％），社会生活において大きな障害を生じていることがわかってきた。また，社会不安障害の発症年齢は非常に低年齢で，平均発症年齢は15〜16歳であり，15歳以下の発症が62％を占めていることが明らかになった。これらのことは，これまでほとんど知られていなかったことである。さらに，薬物療法や精神療法を用いた適切な治療により，改善することが解明されてきた。社会不安障害は，「若年で発症し，病気ではないと思われてきたが，きちんと治療すれば治る病気」であるといえる。

■表13　社会不安障害（社会恐怖）：DSM-IV[1)]

A. よく知らない人たちの前で他人の注視を浴びるかもしれない社会的状況または行為をするという状況の1つまたはそれ以上に対する顕著で持続的な恐怖．患者は，自分が恥をかいたり，恥ずかしい思いをしたりするような形で行動（または不安症状を呈したり）することを恐れる．

注：子どもの場合は，よく知っている人とは年齢相応の社会関係を持つ能力があるという証拠が存在し，その不安が，大人との交流だけでなく，同年代の子どもとの間でも起こるものでなければならない．

B. 恐怖している社会的状況への曝露によって，ほとんど必ず不安反応が誘発され，それは，状況依存性または状況誘発性のパニック発作の形をとることがある．

注：子どもの場合は，大声で泣く，かんしゃくを起こす，動作が止まってしまう，またはよく知らない人と交流する状況から遠ざかるという形で，恐怖が表現されることがある．

C. 患者は，恐怖が過剰であること，または不合理であることを認識している．

注：子どもの場合，こうした特徴のない場合もある．

D. 恐怖している社会的状況または行為をする状況は回避されているか，またはそうでなければ，強い不安または苦痛を伴い耐え忍ばれている．

E. 恐怖している社会的状況または行為をする状況の回避，不安を伴う予期，または苦痛のために，その人の正常な毎日の生活習慣，職業上の（学業上の）機能，または社会活動または他者との関係が障害されており，またはその恐怖症があるために著しい苦痛を感じている．

F. 18歳未満の患者の場合，持続期間は少なくとも6ヵ月である．

G. その恐怖または回避は，物質（例：乱用薬物，投薬）または一般身体疾患の直接的な生理学的作用によるものではなく，他の精神疾患（例：広場恐怖を伴う，または伴わないパニック障害，分離不安障害，身体醜形障害，広汎性発達障害，または統合失調病質人格障害）ではうまく説明されない．

H. 一般身体疾患または他の精神疾患が存在している場合，基準Aの恐怖はそれに関連がない（例：恐怖は，吃音症，パーキンソン病の振戦，または神経性無食欲症または神経性大食症の異常な食行動を示すことへの恐怖でもない）．

◆該当すれば特定せよ：

全般性　恐怖がほとんどの社会的状況に向けられている場合（例：会話を始めたり続けたりすること，小さいグループに参加すること，デートすること，目上の人に話をすること，パーティーに参加すること）．

注：回避性人格障害の診断の追加も考慮すること．

American Psychiatric Association : Diagnostic and Statistical Manual of Mental Disorders, 4th edition (DSM-IV). American Psychiatric Association, Washington, DC, 1994（高橋三郎，大野　裕，染矢俊幸訳：DSM-IV. 精神疾患の診断・統計マニュアル．医学書院，東京，1996）

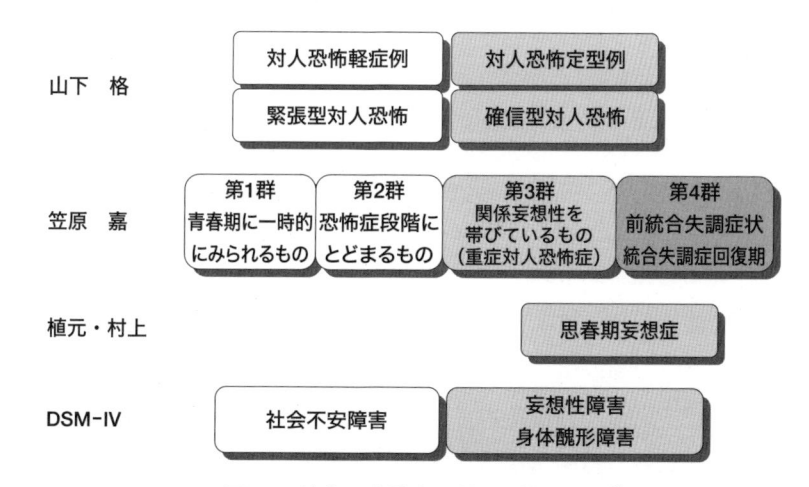

山下　格	対人恐怖軽症例		対人恐怖定型例	
	緊張型対人恐怖		確信型対人恐怖	
笠原　嘉	第1群 青春期に一時的にみられるもの	第2群 恐怖症段階にとどまるもの	第3群 関係妄想性を帯びているもの（重症対人恐怖症）	第4群 前統合失調症状 統合失調症回復期
植元・村上			思春期妄想症	
DSM-IV	社会不安障害		妄想性障害 身体醜形障害	

■図14　社会不安障害と対人恐怖の概念[2)]

朝倉　聡，傳田健三，小山　司：対人恐怖／社会恐怖の薬物療法．臨床精神医学 29：1121-1128, 2000

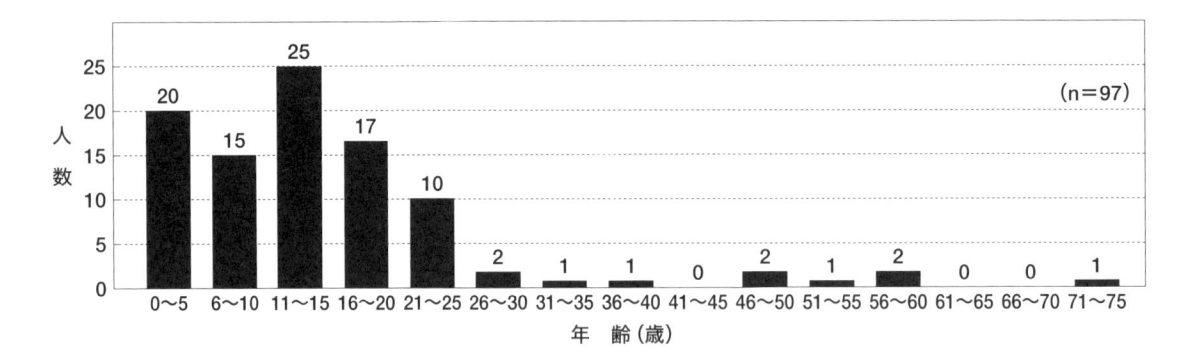

■図15　社会不安障害の発症年齢[3]

■表14　社会不安障害の併存症状（comorbidity）[3]

精神障害	コモビディティ比（%）	オッズ比
特定の恐怖症	59.0	9.11
広場恐怖	44.9	11.80
アルコール乱用	18.8	2.20
大うつ病性病	16.6	4.41
薬物乱用	13.0	2.85
気分変調性障害	12.5	4.30
強迫性障害	11.1	4.36
双極性障害	4.7	4.09
パニック障害	4.7	3.24
身体化障害	1.9	8.02

Schneier FR, Johnson J, Hornig CD, et al : Social phobia. Comorbidity and morbidity in an epidemiologic sample. Arch Gen Psychiatry ; 49 : 282-288, 1992

B 社会不安障害の基本的事項—疫学，成因—

1. 疫　学

　シュナイアーら[3]は13,537人の成人を対象として，Epidemiologic Catchment Area（ECA）研究を行い，361人の社会不安障害（全体の2.7%，男性2%，女性3.1%）を抽出した。社会不安障害の診断を受けたものは，他と比較して収入が少なく，教育程度は低く，独身，別居，離婚状態の者が多かった。社会不安障害の69%にうつ病が合併しており，自殺念慮をもつ者が多かった。

　さらに，発症年齢を調べると，図15のような分布となり，平均発症年齢は15.5歳ときわめて低年齢であり，26歳以降の発症はまれであった。社会不安障害に併発する精神疾患は表14に示したとおりであり，全体の70%が何らかの併発症をもっていた。併発症をもった患者のうち75%の症例は，これらの併発症に社会不安障害が先行して発症していた。

2. 成　因

社会不安障害の成因は，他の不安障害と同様に，生物学的要因，心理的要因，社会文化的要因がそれぞれ関係していると考えられている。

生物学的要因としては，まず遺伝的要因が挙げられる。これまでいくつかの家族研究によって，社会不安障害患者の近親者は社会不安障害を発症する危険性が高いことが示されている[5]。遺伝的に，社会不安障害になりやすさをもっている人がいるといえる。また，生物学的病態はいまだに解明されていないが，人が不安や恐怖感を感じるさまざまな刺激を獲得する過程において，扁桃体が大きく関与することが知られていることから，扁桃体の機能異常がその病態の中心になっている可能性が示唆されている。

心理社会的要因としては，幼少期における環境要因も社会不安障害の発症に関係していると考えられている。デルプラトら[4]によれば，社会不安障害患者の子どもは両親の恐怖反応を観察することにより恐怖を学習し，同様にして恐怖に対する両親の回避行動パターンも学習していくと述べている。すなわち，両親の不安や恐怖が強いと，子どもはストレス状況下において適切なコーピングスキルを獲得することができず，回避行動を選択してしまうということができるだろう。その他の環境要因としては，発症前の屈辱的な体験や非常に恥ずかしい経験が挙げられる。社会不安障害の患者は，発症前にそのような体験をしていることが少なくない。

C 社会不安障害とはどんな症状がでるのか

1. 社会不安障害

1）社会不安障害の症状の特徴

他人と話をしたり，他の人がいる前で何か行動したりするときに，自分の言動が不適切なために，恥ずかしい思いをするのではないか，変に思われるのではないか，軽蔑されるのではないかと恐れる。具体的には，人前で話をすること，小さなグループやパーティーに参加すること，目上の人と話をすること，見知らぬ人に話しかけること，他人の視線を浴びること，公共の場所で飲食すること，人前で字を書くこと，電話に出ること，公衆トイレで用を足すことなどを恐れる。

自分が恐れている対人関係や社会的状況に入ることによって，強い不安感，激しい苦痛が生じることになる。たとえば，話しているときに声が震えたり，顔が引きつったりしていると気づかれて恥をかくのではないかと考えて非常に不安になる。不安に伴う身体症状も現れやすく，顔の紅潮，動悸，手の震え，声の震え，発汗，胃腸の不快感，下痢などがみられる。本人は，自分の恐怖が過剰であることや不合理であることはわかっている。

恐怖を感じている対人関係や社会的状況は，通常回避されている。やむを得ずそうした状況に入らなくてはならないときは，強い苦痛を耐え忍んでいる。恐怖している対人関係や社会的状況

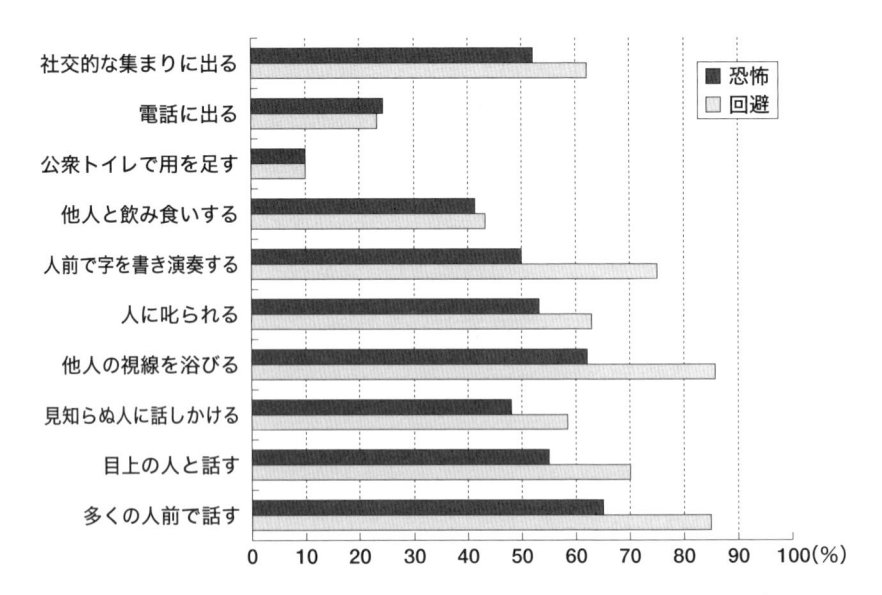

■図16 社会不安障害患者の各項目における恐怖と回避の頻度[6]

貝谷久宜, 横山知加, 岩佐玲子他：我が国における社会不安障害の特徴と治療の実際. 臨床精神薬理 6：1309-1320, 2003 より改変引用

を回避したり，強い不安や苦痛を感じたりすることにより，日常生活，仕事，社会生活にいちじるしい支障が生じている。重症の場合は，すべての社会的状況に恐怖を感じて，引きこもってしまう場合もある。

初対面の人に感じる不安，あがりやすさ，内気な性格は一般的なものであり，強い不安や回避行動のためにいちじるしい障害が生じていない場合は，社会不安障害とは診断しない。

特定の状況（たとえば，公共の場所で飲食，人前で書字など）に限って症状を訴える「限局型」と，ほとんどの社会的状況において苦痛を感じ，回避する「全般型」に分けられる。

2）わが国の社会不安障害の特徴

貝谷ら[6]は，56名の社会不安障害患者を対象に健常者と比較した結果を報告している。それによれば，社会不安障害患者における恐怖と回避の頻度の高いものは，「多くの人の前で話す」「他人の視線を浴びる」「人前で字や絵を描いたり演奏したりする」「目上の人と話す」「社交的な集まりに出る」などとなっている（図16）。また，身体症状に関しては，「発汗」「震え」「動悸」「赤面または青くなる」などの頻度が高かった。

3）社会不安障害の評価尺度

社会不安障害の臨床症状評価尺度としては，Liebowitz Social Anxiety Scale（LSAS）がある。朝倉ら[7]がLSAS日本語版（LSAS-J）を作成した。それを表15に示す。

■表15 Liebowitz Social Anxiety Scale (LSAS) 日本語版[2]

	恐怖感/不安感 0：まったく感じない 1：少しは感じる 2：はっきりと感じる 3：非常に強く感じる				回避 0：まったく回避しない 1：回避する （確率1/3以下） 2：回避する （確率1/2程度） 3：回避する （確率2/3以上または100％）			
お願い：この1週間にあなたが感じていた様子に最もよくあてはまる番号を，項目ごとに1つだけ選んで記入して下さい。項目をとばしたりせずに全部埋めて下さい。								
1．人前で電話をかける（P）	0	1	2	3	0	1	2	3
2．少人数のグループ活動に参加する（P）	0	1	2	3	0	1	2	3
3．公共の場所で食事をする（P）	0	1	2	3	0	1	2	3
4．人と一緒に公共の場所でお酒（飲み物）を飲む（P）	0	1	2	3	0	1	2	3
5．権威ある人と話をする（S）	0	1	2	3	0	1	2	3
6．観衆の前で何か行為をしたり話をする（P）	0	1	2	3	0	1	2	3
7．パーティーに行く（S）	0	1	2	3	0	1	2	3
8．人に姿を見られながら仕事（勉強）する（P）	0	1	2	3	0	1	2	3
9．人に見られながら字を書く（P）	0	1	2	3	0	1	2	3
10．あまりよく知らない人に電話をする（S）	0	1	2	3	0	1	2	3
11．あまりよく知らない人たちと話し合う（S）	0	1	2	3	0	1	2	3
12．まったく初対面の人と会う（S）	0	1	2	3	0	1	2	3
13．公衆トイレで用を足す（P）	0	1	2	3	0	1	2	3
14．他の人たちが着席して待っている部屋に入って行く（P）	0	1	2	3	0	1	2	3
15．人々の注目を浴びる（S）	0	1	2	3	0	1	2	3
16．会議で意見をいう（P）	0	1	2	3	0	1	2	3
17．試験を受ける（P）	0	1	2	3	0	1	2	3
18．あまりよく知らない人に不賛成であるという（S）	0	1	2	3	0	1	2	3
19．あまりよく知らない人と目をあわせる（S）	0	1	2	3	0	1	2	3
20．仲間の前で報告をする（P）	0	1	2	3	0	1	2	3
21．誰かを誘おうとする（P）	0	1	2	3	0	1	2	3
22．店に品物を返品する（S）	0	1	2	3	0	1	2	3
23．パーティーを主催する（S）	0	1	2	3	0	1	2	3
24．強引なセールスマンの誘いに抵抗する（S）	0	1	2	3	0	1	2	3

P：performance（行為状況），S：social interaction（社交状況）
朝倉　聡，井上誠士郎，佐々木史他：Liebowitz Social Anxiety Scale（LSAS）日本語版の信頼性および妥当性の検討．精神医学 44：1077-1084, 2002

4）子どもの場合どんな形で現れるのか

　社会不安障害の発症年齢は，非常に低年齢であるといわれている。しかし，それは大人の社会不安障害の人が，いつから症状があったかと聞かれたときに，回顧的に「物心がついたときから」と答えたからであると推察される。実際に，小児期に社会不安障害の症状をもって医療機関や相

談機関を受診することはほとんどない。むしろ幼児期・小児期には，強い人見知り，極端な引っ込み思案，選択性緘黙（人前で話しをすることができない），登園拒否・不登校などの形をとって現れることが多いと思われる。多くは医療機関や相談機関を受診しない。受診する場合においても，不登校や選択性緘黙といったような表面に現れている問題に注目が集まり，その対応が中心となることがほとんどである。

思春期以降において，はじめて成人と同じ形で症状が出現する。中学生年代になると，大人と同じ症状が出現し，大人と同じように悩むようになる。ただし，本人が症状について周囲に話さない限り，症状の存在に気づかれることはない。

2. 対人恐怖症

対人恐怖症は，社会不安障害とおおむね同じ概念であり，わが国特有の一型と考えられている。赤面恐怖（人前で顔が赤くなるのが苦痛），自己視線恐怖（自分の視線がきついと悩む），自己臭恐怖（自分から嫌な臭いが出ていると苦しむ），醜形恐怖（自分の顔が醜いと悩む）などのタイプがある。

患者は，自分の赤面，きつい視線，嫌な臭い，醜い表情のために，周囲の人に不快感や緊張感を与えてしまっていると感じている（対人性をもつ身体的欠点の存在）。その存在に関する確信はきわめて強固である（確信性）。そのため周囲の人たちは，自分の不快な症状のために，目をそらしたり，下を向いたり，鼻をすすったり，咳払いをしたり，ひそひそと自分のことを話しているように感じる。周りの人がそのような行動をとるのは，自分の赤面，きつい視線，嫌な臭い，醜い表情のせいであり，それは，周囲の人の表情・動作・話し声から直感的に感じ取れると述べる（関係妄想性）。その症状のために，周囲に迷惑をかけて申し訳ないと思っている（加害妄想性）。しかし，この妄想様体験は一定の範囲内にとどまり，それ以上発展することはない。妄想的ではあるが，統合失調症の被害妄想とは明らかに異なる（限局性，了解可能性）。この症状のために周囲に不愉快な思いをさせ，自分も恐怖を感じるのは，学校や職場や近所の身近な人たちである。親や親友の前ではほとんど緊張せず，赤の他人にもあまり気づかいをせずにすむ（状況依存性）。

D 症例呈示

1. 社会不安障害

【症例F】：女子，初診時15歳1ヵ月，中学3年生
【主症状】：人に会うと緊張するため，家からほとんど出ることができない
【家族歴・生育歴】：父親（45歳，会社員）は，温和な性格。母親（44歳，専業主婦）は，内向的で温和な性格。Fは1人っ子。精神科的遺伝負因はない。
【現病歴】：元来内向的，神経質な性格で，小学校までは数人の友人がいたが，中学校に入学後は対人緊張が強かったために友人はできず，中学1年生の夏から不登校の状態となった。母親が

児童相談所に通って指導を受け，保健室登校などを試みたことはあったが，その後ほとんど登校できなかった。中学2年生の3月に，家族の都合で引っ越して以来，ほとんど家から出ない引きこもりの状態に陥ってしまった。対人緊張が強く，宅配や郵便などの対応もできず，誰かに話しかけられたら困るということで，郵便受けに新聞を取りに行くことも1人ではできなかった。中学3年生の6月に一度，家族に連れられて精神科を受診したが，「病気ではない。本人の努力の問題だ」といわれ，深く傷ついた経験がある。その後，このまま生きていても意味がないと思い，一度手首をカミソリで傷つけたことがあった。中学3年生の9月，母親の知人の紹介で当科受診となった。

【治療経過】：現在に至るまで幻覚・妄想などの精神病的なエピソードは認められず，自宅での日常生活は，掃除，洗濯，料理などの家事の手伝いを問題なくこなし，好きなテレビを見たり，音楽を聴いたりして過ごしており，外出できないこと以外は特に問題のない生活を送っていることから，他の精神障害では説明がつかず，社会不安障害と診断した。

本人は何とか外出できるようになりたいと希望したため，フルボキサミンを25 mg/日から開始し，少しずつ増量していき，2ヵ月後には150 mg/日とし，それを維持量とした。その頃から，自ら母親を誘ってスーパーに買い物に出かけることができるようになり，また，当院のデイケアにも週2回通院することができるようになった。3ヵ月後には，地下鉄やバスにもさほど緊張せずに乗れるようになり，4ヵ月後には1人で美容室に行けるようになった。高校は通信制高校に入学した。

治療開始6ヵ月後ころからは，母親を誘って外食にも行けるようになり，1年後には，デイケアを通じて知り合った友人と一緒に，好きな歌手のコンサートに行くことができるようにまでなった。また，通信制高校の月1回のスクーリングにも通えるようになった。

【要約】：この症例は，中学1年生より不登校でほとんど家から出られず，家族以外の対人交流もほとんどないという重症の社会不安障害と考えられた。また，当科受診前には手首自傷による自殺企図もみられていたが，選択的セロトニン再取り込み阻害薬（SSRI）のフルボキサミンによる薬物療法とデイケアにより次第に社会生活が送れるようになってきている。

2. 対人恐怖症

【症例G】：男子，初診時14歳1ヵ月，中学2年生

【主症状】：身体から異様な臭いが出ている

【家族歴・生育歴】：父親は中学校の校長。母親は温和。12歳と10歳年長の2人の姉がいる。本人の性格は，内向的で人に気を使う。精神科的遺伝負因はない。

【現病歴】：地方の小学校を卒業後，札幌の進学中学校へ入学し下宿生活を開始した。友達が1人もおらず，成績も思い通りに伸びないことに焦りを感じるようになった。中学1年生の時，周りの人が咳払いをしたり，鼻を鳴らしたりするのが気になるようになった。そして，「自分の身体から異様な臭いが出ている」ことに気づいた。次第に「皆に迷惑がかかっている」「自分の臭いのせいで皆不快な思いをしているだろう」と思い悩むようになった。しかし休みの時，実家に帰る

と不思議と気にならなかった。皮膚科や泌尿器科を受診したが何でもないといわれた。しかし，本人は皆の素振りや表情から臭いを確信していた。中学2年生の1学期からは，授業中も臭いのことで頭が一杯で勉強も手につかなくなった。2学期からは，学校も休んで下宿にこもりがちになった。次第に，気分も抑うつ的になってきた。そのため，心配した両親に連れられて当科を受診した。

【治療経過】：本人は自分の臭いについて確信していたため，精神科受診は不本意のようであった。しかし，これまでいくつかの病院を受診しても「何でもない」といわれてきたため，病気の内容と治療方針について詳しく説明すると，「症状が治るのであれば薬をのんでみたい」と述べた。

フルボキサミンを25 mg/日から開始し，少しずつ増量していき，1ヵ月後には150 mg/日とし，それを維持量とした。治療開始2週間後頃から，抑うつ的な症状が改善してきた。1ヵ月後には活動的になり，1人で外出ができるようになった。2ヵ月後からは登校も可能となった。

治療開始3ヵ月後，本人が「学校に行っても，クラスのみんなが咳払いをしたり，鼻を鳴らしたりしなくなった。臭いが軽くなっているかもしれない」と述べるようになった。このように周囲に対する認識の変化をきっかけとして，臭いに関する症状は改善していった。

その後の学校生活は，順調に経過し，無事希望の高校にも入学することができた。薬物療法は本人の希望から約2年間（高校1年生の末まで）継続した。その後も症状の再発はなく，順調な経過である。

【要約】：この症例は，中学1年生の時の環境の変化をきっかけに，自己臭恐怖症が発症した。自分の臭いに関する確信は強く，また周囲の人たちの行動や表情に対して妄想的といえるほど過敏であった。病気と治療の説明を十分に行ったうえで，SSRIによる薬物療法を開始した。その結果，付随していた抑うつ症状だけでなく，自己臭そのものに対する妄想的解釈も軽減し，寛解にいたった。

E 社会不安障害の治療

1. 心理教育

社会不安障害の人は，自分の症状を病気ではなく性格の問題であると思っている人が多い。したがって，長年独りで耐え忍び，苦しんでいることが多い。家族に相談していないことも少なくない。病院を受診して家族も，初めて事の真相を知ることもあるのである。一方，対人恐怖症の人の場合は，自分の症状を身体疾患（皮膚科や泌尿器科など）であると思っている人が多い。

したがって，病気の内容，治療の方針，今後の見通しについて詳しく説明することが重要である。現在の症状は性格や身体疾患が原因のように思えるが，適切な治療により改善し，より充実した社会生活を送れるようになれることを説明する。

2. 薬物療法

現在，社会不安障害に対する有効性が示されている薬物はSSRIである。ベンゾジアゼピン系抗不安薬は，補助的に用いることが多い。たとえば，ある特定の状況に限局して症状が出現する社会不安障害の場合には，その状況の前に抗不安薬を頓服するように工夫する。SSRIが無効な場合は，セロトニン・ノルアドレナリン再取り込み阻害薬（SNRI）や三環系抗うつ薬が用いられることもある。

SSRIの用い方は以下の通りである。わが国ではSSRIとしてフルボキサミンとパロキセチンがあるが，児童・青年期のうつ病に対してパロキセチンが情動不安定や自傷行為を増加させる可能性があるという「警告」が出ているため，社会不安障害に対しても同様の注意が必要であると思われる。したがって，わが国では小児の社会不安障害に対してはフルボキサミンが第一選択薬である。ただし，小児のうつ病の項で述べたように，他の抗うつ薬においても同様の注意は必要である。

具体的には，フルボキサミンを25 mg/日（パロキセチンであれば10 mg/日）から始める。小学校低学年の場合は，12.5 mg/日（パロキセチンであれば5 mg/日）から始めるほうがより安全である。小学校低学年では50 mg/日（パロキセチンであれば15 mg/日）まで，高学年では75 mg/日（パロキセチンであれば20 mg/日）を上限とする。中学生，高校生では体重に応じて成人と同様に150 mg/日（パロキセチンであれば20 mg/日）まで増量することもある。効果発現までに4週間を要すると報告されている。症状が改善した後も，SSRIを少なくとも1年間続けることが推奨されている。

SSRIの副作用としては，嘔気，食欲低下などの消化器症状や不安や焦燥などの増強が報告されている。臨床的には三環系抗うつ薬と比して抗コリン作用（口渇，便秘，排尿困難など）が少ないため，より使いやすいと考えられる。

3. 精神療法

精神療法の基本は，一般的な支持的精神療法である。初診時には，十分な共感をもって熱心に耳を傾ける。症状に関する悩みを十分に聞き，長年耐え忍んできた苦しみ，他人にはわかってもらえなかったつらさを理解することに努める。そのうえで，上述のような心理教育的アプローチを行う。

精神療法的なアプローチの進め方としては，まず，症状を十分に把握することから始める。いつ，どのような状況で，どのように感じて，どのように考えて，どのように振る舞ってしまうのかについて詳しく聞いていく。治療者とともに問題点を整理し，現実に即した対処の仕方や生活の工夫を考えていくことを基本とする。そして，原則としては「症状をもちながらも，なるべく普通の生活を前向きに進めていこう」「いま，ここから，できることから始めよう」と伝え，励ましながら，建設的な行動には十分な賞賛を送っていく。

回避行動がいちじるしい場合は，行動療法的に段階を設定して，一つひとつ慣らしていく方法

をとることもある．本人のモチベーションが高ければ非常に有効である．また，症例によっては，認知行動療法的に「思考記録表」をつけて，実際の行動を通して，自分の感情や考えを振り返る方法をとる場合もある．

　長年引きこもってしまっている場合は，病院のデイケア・作業療法や自助グループなどの社会資源を利用する．支持的精神療法と薬物療法によって精神的に安定し，今後のことを具体的に考えられることができるようになったら，日常生活を立て直し，社会適応を模索していくことになる．フリースクールや思春期デイケアなどの同年代の仲間が多い集団であればより有効である．これまで不十分であったギャングエイジの関係や友達関係を改めて体験し直す契機にもなる．また，スタッフとの関係も重要な意味をもつ．なるべくさまざまな職種の人たちと，さまざまなレベルの関係を体験することはプラスに働くことが多い．スタッフを同一化の対象とすることも少なくない．このような小規模な対人関係の場において，安心感を得ながら，少しずつ現実的な対応の仕方や技術を身につけていくことが重要であると思われる．

文　献

1) American Psychiatric Association：Diagnostic and Statistical Manual of Mental Disorders, 4th edition（DSM-Ⅳ）. American Psychiatric Association, Washington, DC, 1994（高橋三郎，大野　裕，染矢俊幸訳：DSM-Ⅳ. 精神疾患の診断・統計マニュアル．医学書院，東京，1996）
2) 朝倉　聡，傳田健三，小山　司：対人恐怖/社会恐怖の薬物療法．臨床精神医学 29：1121-1128, 2000
3) Schneier FR, Johnson J, Hornig CD, et al：Social phobia. Comorbidity and morbidity in an epidemiologic sample. Arch Gen Psychiatry；49：282-288, 1992
4) Delprato DJ, et al：Behavioral theories of anxiety disorders. In：Behavioral Theory and the Treatment of Anxiety（Terner S. ed），Plenum Press, New York, 1984, pp1-19, 1984
5) Fyer AJ, Mannuzza S, Chapman TF, et al：A direct interview family study of social phobia. Arch Gen Psychiatry；50：286-293, 1993
6) 貝谷久宣，横山知加，岩佐玲子他：我が国における社会不安障害の特徴と治療の実際．臨床精神薬理 6：1309-1320, 2003
7) 朝倉　聡，井上誠士郎，佐々木史他：Liebowitz Social Anxiety Scale（LSAS）日本語版の信頼性および妥当性の検討．精神医学 44：1077-1084, 2002

V. 強迫性障害

A 強迫性障害とはどんな病気なのか

　強迫性障害とは，本人にとってはばかばかしい，無意味で不合理な考え・感情・行動が，繰り返し頭の中に生じて支配的となり，抑えようとしても抑えきれない状態である。かつて「強迫神経症」と呼ばれたものである。

　強迫症状は強迫観念（繰り返し頭に浮かぶ不吉な考えや衝動，嫌なイメージ）と強迫行為（手を洗ったり，順番に並べたり，点検したりする反復行動）に分けることができる。強迫性障害は以下の4つの特徴をもち，少なくとも2週間の間，ほとんど毎日存在することが特徴である。**表16**にDSM-Ⅳ[1]の診断基準を示した。

①強迫症状は自分の心の中に生じたものであり，外部から影響を受けたものではない。
②強迫症状は反復して起こり不快であり，本人はそれが過剰である，あるいは不合理であると認識している（子どもの場合は認識していないこともある）。
③本人は強迫症状に抵抗しようとしている。
④強迫観念や強迫行為を実行することは，それ自体楽しいものではない。

　軽い強迫症状（鍵やガス栓の確認など）は，健康な人にもみられるものだが，強迫性障害では，症状は本人にとって苦痛になっており，そのために日常生活に大きな障害が生じていることが特徴といえる。

　以前は比較的まれな病気であると考えられていたが，近年の疫学調査では，生涯有病率は一般人口の2～3％にのぼっている。これまで，強迫性障害はなかなか治りにくい病気であると考えられてきたが，近年，薬物療法（特に，選択的セロトニン再取り込み阻害薬：SSRI）と精神療法（特に行動療法）を適切に行うことにより改善することが明らかになってきた。

■表16　強迫性障害 Obsessive-Compulsive Disorder：DSM-IV[1]

A．強迫観念または強迫行為のどちらか
■強迫観念：1), 2), 3), 4)によって定義される
1) 反復的, 持続的な思考, 衝動, または心像で, それは障害の期間の一時期には, 侵入的で不適切なものとして体験されており, 強い不安や苦痛を引き起こすことがある.
2) その思考, 衝動または心像は, 単に現実生活の問題についての過剰な心配ではない.
3) その人は, この思考, 衝動, または心像を無視したり抑制したり, または何か他の思考または行為によって中和しようと試みる.
4) その人は, 強迫的な思考, 衝動, または心像が（思考吹入のように外部から強制されたものではなく）自分自身の心の産物であると認識している.

■強迫行為：1), 2)によって定義される
1) 反復行動（例：手洗い, 順番に並べる, 点検）または心の中の行為（例：祈る, 数を数える, 声を出さずに言葉を繰り返す）であり, その人は強迫観念に反応して, または厳密に適用しなくてはならない規則に従って, それを行うように駆り立てられていると感じている.
2) その行動や心の中の行為は, 苦痛を予防したり, 緩和したり, または何か恐ろしい出来事や状況を避けることを目的としている. しかし, その行動はそれによって中和・予防しようとしていることとは現実的関連をもっていないし, または明らかに過剰である.

B．この障害の経過のある時点で, 患者は, その強迫観念・強迫行為が過剰である, または不合理であると認識したことがある.（注：これは子どもには適用されない）

C．強迫観念または強迫行為は, 強い苦痛を生じ, 時間を浪費させ（1日1時間以上）, 患者の正常な毎日の生活習慣, 職業（学業）機能, または日常の社会的活動, 他者との人間関係を著明に障害している.

D．他のⅠ軸障害が合併している場合, 強迫観念または強迫行為の内容がそれに限定されていない（例：摂食障害が存在する場合の食物へのとらわれ；抜毛癖が存在している場合の抜毛；身体醜形障害が存在している場合の外見についての心配；物質使用障害が存在している場合の薬物へのとらわれ；心気症が存在している場合の重篤な病気にかかっているというとらわれ；性嗜好異常が存在している場合の性的な衝動または空想へのとらわれ；または大うつ病が存在している場合の罪悪感の反復思考.

E．その障害は, 物質（例：乱用薬物, 投薬）または一般身体疾患の直接的な生理学的作用によるものではない.

◆該当すれば特定せよ：
洞察に乏しいもの：現在のエピソードのほとんどの期間, 患者はその強迫観念および強迫行為が過剰であり, または不合理であることを認識していない.

American Psychiatric Association : Diagnostic and Statistical Manual of Mental Disorders, 4th edition (DSM-IV). American Psychiatric association, Washington, DC, 1994（高橋三郎, 大野　裕, 染矢俊幸訳：DSM-IV. 精神疾患の診断・統計マニュアル. 医学書院, 東京, 1996）

B　小児の強迫性障害の特徴

　子どもの場合, 発達過程において正常な強迫現象がみられるため, 強迫性障害との鑑別が必要である。一般に, 正常な発達的儀式行動は一過性で, 年齢特異的であるが, 強迫性障害は青年期まで持続することが少なくない。また, 発達的儀式行動は, 正常機能と一体となった規則や活動を反映しているが, 強迫的儀式行為は, 過剰な洗浄, ため込み, 確認などの無意味で苦痛なものが多い。さらに, 発達的儀式行動は子どもの社会化を強化し, 子どもの能力を高めるのに役立つが, 強迫性障害は子どもを無力にし, 深刻な苦悩を伴うことが多い。それゆえ, 子どもの強迫性

■表17 児童・青年期発症の70症例における強迫観念と強迫行為[3]

	主要な症状	初回面接時に報告された症状数（％）
強迫観念	身体からの排泄物（尿，便，唾液），汚れ，環境にある毒素などについての心配あるいは嫌悪	30（43）
	何か怖いことが起こるのではという恐れ（火事，愛するもの・自分・その他の死あるいは病気）	18（24）
	対称性，秩序，正確さに対する心配あるいは欲求	12（17）
	几帳面（患者の生活環境からかけ離れた過剰な祈り，宗教的配慮）	9（13）
	幸運を招く数字または不幸を呼ぶ数字	6（8）
	禁じられたあるいは倒錯した性的思考，想像，衝動	3（4）
	侵入的な無意味な音，言葉，音楽	1（1）
強迫行為	過剰なあるいは儀式化された手洗い，シャワー，入浴，歯磨き，ブラシかけ	60（85）
	繰り返される儀式（ドアを出たり入ったりする，階段を登り降りするなど）	36（51）
	ドア，鍵，ストーブ，電気装置，自動車のブレーキの確認	32（46）
	汚染を取り除くための洗浄やその他の儀式	16（23）
	接触	14（20）
	整理と整頓	12（17）
	自己や他者への害を避ける手段（例：間違いのないように衣類を掛ける）	11（16）
	数かぞえ	13（18）
	買いだめと収集	8（11）
	その他の儀式（舌なめずり，唾を吐く，特殊な着衣様式）	18（26）

Rapoport JL : The neurobiology of obsessive compulsive disorder. JAMA ; 260 : 2888-2890, 1988

障害は正常発達においてみられる儀式行動の誇張されたものとしてとらえずに，適切に鑑別する必要がある[2]。

　子どもの強迫性障害の特徴として，強迫症状の内容に関しては，症候論的には成人の強迫性障害の症状と大きな差はないと考えられている。いくつかの研究によると，強迫行為のほうが強迫観念よりも発症年齢が若いという結果になっている。また，小児の強迫性障害では，母親や周りの人々を強迫行為に巻き込む傾向が強いことも指摘されている[2]。表17はラパポート[3]が，児童期から青年期にかけて発症した70症例の症状をまとめたものである。

　また，子どもの強迫性障害は併存症状を伴うものも多く，気分障害（大うつ病性障害，双極性障害），不安障害（パニック障害，社会不安障害），常同運動障害（チック，トゥレット障害），排泄障害（夜尿，遺糞），摂食障害（神経性無食欲症，神経性大食症），薬物依存などがみられる[4]。

C 強迫性障害の基本的事項—疫学，成因，経過・予後—

1. 疫 学

　フラマンら[5]は，一般の高校生を対象とした研究において，罹病率1％，生涯罹病率1.9％と報告している。また，ダグラスら[6]は18歳の青年を対象とした調査において，強迫性障害の頻度は4％であったという。いずれも，従来考えられていたよりも高い値であった。

強迫性障害の発症年齢は，男性で6～15歳，女性で20～29歳とされている[1]。20歳代までの発症が40～50%，15歳以前の発症が20%という報告や，10～15歳で31%，30歳までに75%が発症するという報告がある[7,8]。

男女比に関しては，18歳以下では女性に比して男性に多いという報告が多く，18歳を過ぎると女性が多くなって男女差が縮まり，成人では同数となると報告されている[7]。

2. 成因・病態

強迫性障害の成因・病態については，生物学的側面と心理社会的側面からの研究が行われている。ここでは，二つの側面からの研究について概説したい。

1) 生物学的要因

まず，強迫性障害の薬物療法におけるSSRIの有効性が，セロトニン神経系の障害という「セロトニン仮説」の根拠となっている。しかしながら，現在までのところ，強迫性障害はセロトニン神経系単独の障害では説明できず，多くの神経伝達物質や神経調節機能が複雑に関与すると考えられている[9]。

強迫性障害の遺伝研究においては，双生児研究では，一致率においては，一卵性双生児と二卵性双生児の間に差はないが，社会的障害にまで至らない閾値下強迫性障害を含めると，二卵性双生児群47%に対して，一卵性双生児群は87%と高い一致率を示すという報告がある[10]。また，強迫性障害の家族研究においては，21歳以降発症発端者の親族の罹患率は3.4%であるのに対し，21歳前発症の発端者の親族の罹患率は8.8%という結果が報告されている[11]。

MRI（magnetic resonance imaging），SPECT（single photon emission computed tomography），PET（positron emission tomography），fMRI（functional magnetic resonance imaging）などの脳画像研究の進歩により，強迫性障害患者の脳機能の障害を詳しく知ることができるようになった。現在まで明らかになった所見としては，①眼窩前頭皮質，尾状核における代謝の亢進，②SSRIの投与による症状改善後，眼窩前頭皮質，尾状核における代謝の低下，③症状誘発刺激への曝露により，前頭皮質，尾状核を含む複数の領域で代謝や血流の亢進，の3点にまとめることができる[9,12]。これらの所見をもとにサクセーナら[13]は，図17に示すような強迫性障害の直接経路―間接経路不均衡仮説を提唱した。強迫性障害に関連する眼窩前頭皮質，腹内側尾状核，淡蒼球，視床の各領域は，直接経路と間接経路が存在し，前者はポジティブ・フィードバック・ループを，後者はネガティブ・フィードバック・ループを形成している。強迫性障害患者では何らかの理由で直接経路の機能が亢進し，その結果，直接経路―間接経路間の不均衡が生じ，前頭皮質―皮質下回路の活性化が起こると考えられている[12,13]。

2) 心理社会的要因

フロイトの精神分析理論によれば，強迫神経症で防衛されている衝動内容は前性器期の肛門サディズム由来のものであり，それに対して自我は，否認，抑圧，退行，反動形成，隔離，打ち消

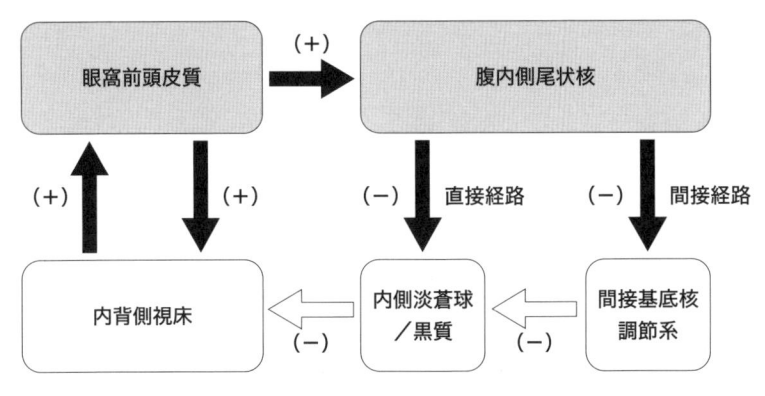

```
眼窩前頭皮質 ──(+)──▶ 腹内側尾状核
     ▲                    │
   (+)│ │(+)          (−)│直接経路    (−)間接経路
     │ ▼                  ▼              ▼
   内背側視床 ◀── 内側淡蒼球/黒質 ◀── 間接基底核調節系
                  (−)              (−)
```

■図17 強迫性障害の直接径路—間接径路不均衡仮説[12,13]

▨：血流・代謝の亢進部位　(+)：興奮性経路　(−)：抑制性経路
⬅：増強　⇐：減弱

北林百合之介，多賀千明，吉田卓史他：強迫性障害の病因—生物学的病因—．日本臨床（別冊　精神医学症候群Ⅰ），434-437，2003
Saxena S, Brody AL, Schwartz JM, et al : Neuroimaging and frontal−sudcortical circuitry in obsessivecompulsive disorder.Br J Psychiatry ; 173（Suppl 35）: 26−37, 1998

■表18　強迫性障害の男性例，女性例の特徴[14]

	男性	女性
症例数	32人	34人
平均同胞数	3.3人	4.7人
同胞順位	第1子が多い	第2子以下が多い
養育のされ方	過保護，過干渉	「かまってもらえなかった」
病前性格	強迫傾向＋分裂質傾向	強迫傾向＋ヒステリー傾向
発症年齢	青年期	成人期
発症契機	学業成績，進学，性	結婚，出産，子ども
未婚・既婚の別	未婚が多い	既婚が多い
症状の特徴	「自己完結型」	「巻き込み型」

成田善弘：女性の強迫神経症について．臨床精神病理 3巻1号：53-64, 1982

し，魔術的思考，疑惑，不決断，知性化などを防衛として用いる．肛門期は，全面的に親に依存する受け身的なあり方から，自律する個体になろうとする時期にあたる．この時期の親との葛藤は，憎悪，拒否，衝動を体験させる．これが肛門サディズムであるとした．一方，対人関係学派のサリバンは，サリバンは強迫を安全保障感の欠如を克服しようとする試みとみなした．また，ザルツマンは強迫的力動態勢を，恥や誇りや地位の喪失あるいは弱さや欠陥を自らに感じさせる感情を防ぐ方策であるとした[14]．

わが国では，成田[14]が強迫性障害患者を精神病理学的見地から，1人で悩む「自己完結型」と，他者を巻き込むことにより症状が完成する「巻き込み型」に分類した．そして，男性には「自己完結型」が多く，女性には「巻き込み型」が多いとして**表18**[15]を示している．

3. 経過・予後

強迫性障害の発症はほとんどの場合緩徐であるが，症例によっては急性に発症するものもある．多くの症例では，悪化と軽快を繰り返す慢性の経過をとり，ストレスと関連していると考えられ

る症状の増悪が認められる。約15％は，職業的および社会的機能が進行性に低下する。約5％は，エピソード間に症状がまったくない期間を有する[1]。

転帰調査は多数報告されているが，おおむね著明に改善する例が20〜30％，ある程度改善するが症状が持続する症例が40〜50％，現在もなお症状に悩まされている例が20〜40％である[16]。

予後を規定する因子としては，予後良好となる指標は，①病前の社会適応が良好であること，②挿話性の経過，③恐怖についての強迫観念が優性，④強迫行為がないこと，⑤急性発症であること，⑥治療前の症状持続期間が短いこと，⑦性格に異常な偏りがないことであり，また予後不良となる指標は，①強迫行為が優性であること，②若年発症であること，③絶望感や幻覚妄想の症状があること，④対称性や正確さを求める強迫症状があること，⑤家族の中に強迫性障害の人がいること，⑥うつ病を合併していること，⑦人格障害を合併していること，であった[16]。

D 症例呈示

【症例H】：男子，初診時12歳5ヵ月，中学1年生
【主症状】：視野の周囲の物が気になり確認してしまう
【家族歴・生育歴】：両親とHとの3人暮らし。父親は内向的な性格で，仕事中心で家族との接触は少ない。母親は神経質な性格で，Hの養育は干渉的であったり過保護になったり，不徹底になってしまったと自責的に述べる。母方祖母がうつ病で通院中である。
【現病歴】：Hは内向的，几帳面で，友人は少なく，独りで遊ぶことが多かった。中学入学後，サッカー部に入部したが，同級生のいじめや上級生からの性的なからかいが苦痛で不登校となった。その頃から「視野の周囲の物が気になり確認してしまう」という症状が出現するようになった。たとえば，視野の片隅の時計が気になって何回も見てしまい，その後母親に「10時5分だね」と何度も確認するのである。1日中母親につきまとって確認行為を続けるため，母親は疲労困憊となり，両親同伴で精神科を受診した。

治療は，異なる治療者による親子並行面接が行われた。Hに対しては，箱庭療法と薬物療法（SSRI：フルボキサミン）が行われた。当初は不登校になったという焦燥と絶望から，いらいらして物にあたったり，母親に暴言を吐いたりして，不安定な状態が続いた。治療開始3ヵ月後に，フルボキサミンを150 mg/日まで増量し，フリースクールに通うようになって少しずつ落ち着きを取り戻していった。強迫症状は，初診時の約半分に減少した。両親に対しては，病気の説明を十分に行い，Hが自分自身で強迫症状を我慢し，うまく対処できるように援助することを助言した。母親にはHが確認行為に巻き込もうとしても，「それには答えないことになっていたよね」と返すようにアドバイスした。父親には積極的にかかわってもらい，父子の関係を強化するように促した。治療開始1年後には，症状は少し残っているが，日常生活にはほとんど支障ないほど改善し，地元の中学校にも復帰することが可能となった。薬物療法はフルボキサミン150 mg/日を2年間服用した後，漸減中止した。その後5年間，症状は再発せず，現在は大学生として適応した生活を送っている。

■ 本症例の発症機制について

　本症例の強迫症状の発症機制を考えてみたい。背景には，内向的で関係の乏しい父親と神経質でやや対応が不徹底な母親のもとで，社会性，ギャングエイジ体験，対人スキルなどが未発達なまま，同性同年輩の友人をつくり，親から分離・個体化していく発達課題に直面して挫折したという精神発達の問題がある。直接の契機は，同級生のいじめや上級生からの性的なからかいであったが，発達課題と密接に関連した事柄といえる。症状は，確認行為に母親を巻き込み，両価的で不安定な様相を呈した。このような発症機制には，体質的な身体的基盤，思春期の身体的変化および心性，元来の性格，両親の養育，環境因などが複雑に関連しており，決して一つの要因で説明できるものではない。

　このような症例に対して，何か一つの治療法だけで対処することはきわめて難しい。総合的な治療が不可欠となる。薬物療法も有効であったが，症状改善の程度は50％に過ぎなかった。個人療法としては，自分の感情を表出し，症状のパターンを確認・整理し，自分自身で症状を我慢し対処するように促していった。母親に対しては，Hとの距離をどのようにとって巻き込まれないようにするか，Hが症状を我慢し自分で対処するのをいかに援助できるかをアドバイスしていった。父親に対しては，Hとの関係を強化し，同一化の対象となれるように助言した。またフリースクールは同性同年輩の友人をつくる機会となり，自分の所属する場を与えてくれ，精神的な安定には大きく貢献した。

　本症例においては，たとえ生物学的基盤や機能障害が一時的にみられたとしても，精神療法的アプローチを行うことなしに薬物療法のみで同じように治癒していったとは思われない。薬物療法が有効であっても，患者の精神発達の問題点，性格的な傾向，両親の養育の問題，環境因を理解したうえで，それに応じた具体的な対応が行われなければならない。それが精神科治療の基本なのである。症状が比較的軽症でSSRIなどの薬物療法が著効する場合でも，実際には家族が良識ある判断で対応を改めたり，患者自身が症状に対する対応を工夫したりという事実が存在する場合がほとんどである。詳細に検討すれば，治癒していくプロセスには共通のパターンが認められることが少なくない。薬物療法の発展により，むしろそのプロセスが見えやすくなったと考えるべきであると思われる。

E　強迫性障害の治療

　強迫性障害の治療は，心理教育，薬物療法，心理社会的治療などを組み合わせた総合的なアプローチが必要である。このような対応を行うことによって，これまで難治性といわれてきた強迫性障害も，改善する症例が確実に増えている。

1. 心理教育

　強迫性障害の人は，症状をもっていてもそれを癖のようなものと考えていたり，病気ではない

と思っていたりすることが多いので，症状発現から受診までに時間がかかることが多い。そこで，病気について，治療の方法について，今後の見通しについて詳しく説明する。症状は誰もが多かれ少なかれもっている傾向が強まった状態に過ぎないが，それが日常生活や勉学に支障が生じるようであれば，治療をすべきであり，適切な治療により改善することを説明する。

そして，症状改善には，「自ら強迫症状を治そうと思うこと」「思い切って治療に踏み込むこと」「根気よく治療を続けること」が是非とも必要であることをあらかじめ伝えておく。また，不安が生じてもすぐに強迫症状で応じるのではなく，うまく対処できるように治療者と一緒に考えていくこと，強い不安が生じたときの対処の仕方，不安を乗り越える方法をともに考えていくことを確認する。

2. 薬物療法

現在，強迫性障害に対する有効性が示されている薬剤は，SSRIと三環系抗うつ薬のクロミプラミンである。

SSRIは強迫性障害に対する第一選択薬である。先にも述べたように，SSRIのうちパロキセチンは児童・青年期のうつ病に対して情動不安定や自傷行為を増加させる可能性があるという「警告」が出ているため，子どもの強迫性障害に対してはフルボキサミンを使用することが多い。ただし，小児のうつ病の項で述べたように，他の抗うつ薬においても同様の注意は必要である。具体的には，フルボキサミンを 25 mg/日（パロキセチンであれば 10 mg/日）から始める。小学生低学年の場合は，12.5 mg/日（パロキセチンであれば 5 mg/日）から始めるほうがより安全である。小学生低学年では 50 mg/日（パロキセチンであれば 15 mg/日）まで，高学年では 75 mg/日（パロキセチンであれば 20 mg/日）を上限とする。中学生，高校生では体重に応じて成人と同様に 150～200 mg/日（パロキセチンであれば 40 mg/日）まで増量することもある。効果発現までに 6～8 週間以上かかり，投与量もうつ病に対して用いるより高用量が必要なことがある。

SSRIの副作用としては，嘔気，食欲低下などの消化器症状や，不安や焦燥などの増強が報告されている。臨床的には三環系抗うつ薬と比して抗コリン作用（口渇，便秘，排尿困難など）が少ないため，より使いやすいと考えられる。

フルボキサミンで効果がない場合には，上記のような副作用に注意しながら三環系抗うつ薬のクロミプラミンを使用してみる。投与量に関しては，上記のフルボキサミンと同様である。

それでも効果がない場合には，他の作用をもつ薬物を併用することも選択肢の一つである。図18 は，グッドマンら[17]が提唱した強迫性障害に対する生物学的治療のアルゴリズムである。もちろん，わが国では使うことができない薬物や治療法もあるが，参考になるところもある。子どもの強迫性障害における付加療法としては，リスペリドンなどの非定型抗精神病薬かベンゾジアゼピン系のクロナゼパムが使用可能と考えられる。

3. 精神療法

精神療法的アプローチの基本姿勢は，症状を十分に聴いたうえで，「いま，ここからできること

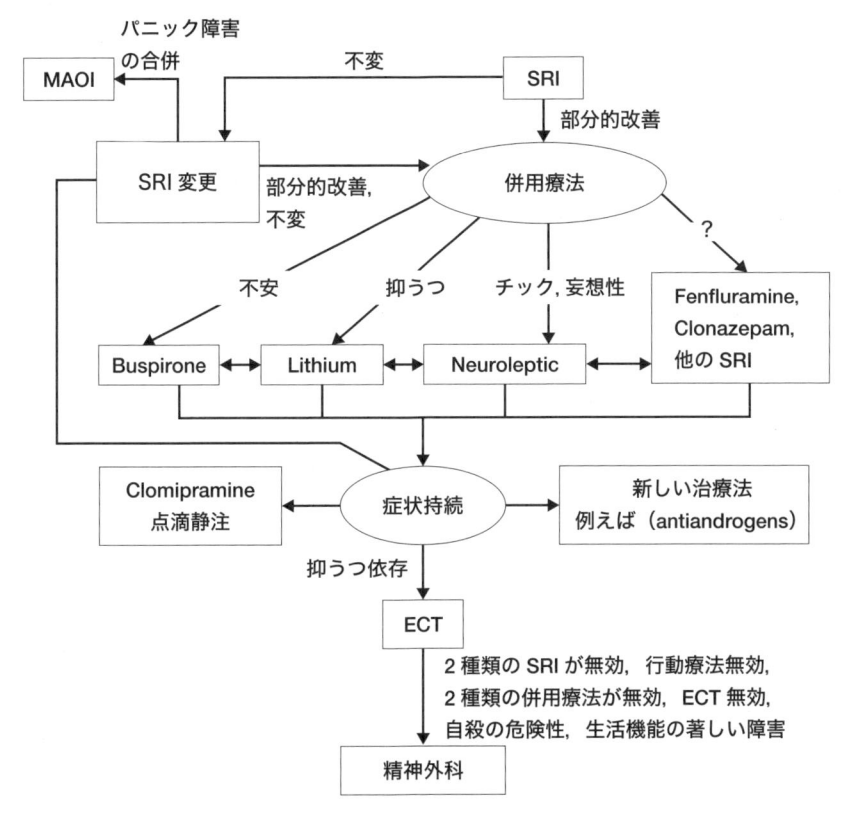

■図18 強迫性障害に対する生物学的治療のアルゴリズム[17]

Goodman WK, Mcugle CJ, Barr LC, et al : Biological approaches to treatment-resistant obsessive cpmpulsive disorder. J Clin Psychiatry ; 54（Suppl 6）: 16-26, 1993

から始めよう」「症状をもちながらも，なるべく普通の生活をしていこう」という生活指導的アプローチである。

　そのうえで行われる精神療法としてもっとも用いられているものは，行動療法である。特に，強迫行為に対して「曝露反応妨害法」が用いられる。強迫症状が生じる状況に直面しながら，そこで起こる強迫衝動や不安をそのままにして，強迫行為を行わないですませることで，強迫衝動や不安の減少を体験して症状の軽減を図っていく方法である。

　まず，飯倉[18]の図19を参考にしながら，強迫性障害の悪循環のメカニズムを説明する。ある刺激が生じる（物に触る）と，強迫観念（不潔恐怖）が起こる。すると，不安が増大する（バイ菌がついたのではないか）。そこで強迫行為（手洗い）を行うと，一時的に不安が低下する。しかし，強迫行為は麻薬のようなもので，少し不安になるたびに強迫行為をしないと気がすまなくなる。強迫行為を止めるとさらに大きな不安が襲ってくるので，結局悪循環に陥ってしまう。したがって，我慢できるものから我慢していくのが治療であると説明する。

　次に，恐怖の対象を不安の弱いものから強いものへと並べた不安階層表をつくり，不安の少ないものから治療を始める。たとえば，洗浄強迫の人は，不安の少ないものから実際に触ってみる。治療者は「手を洗いたくなっても我慢しよう」と助言する。初めは不安が少し強まるが，強迫行

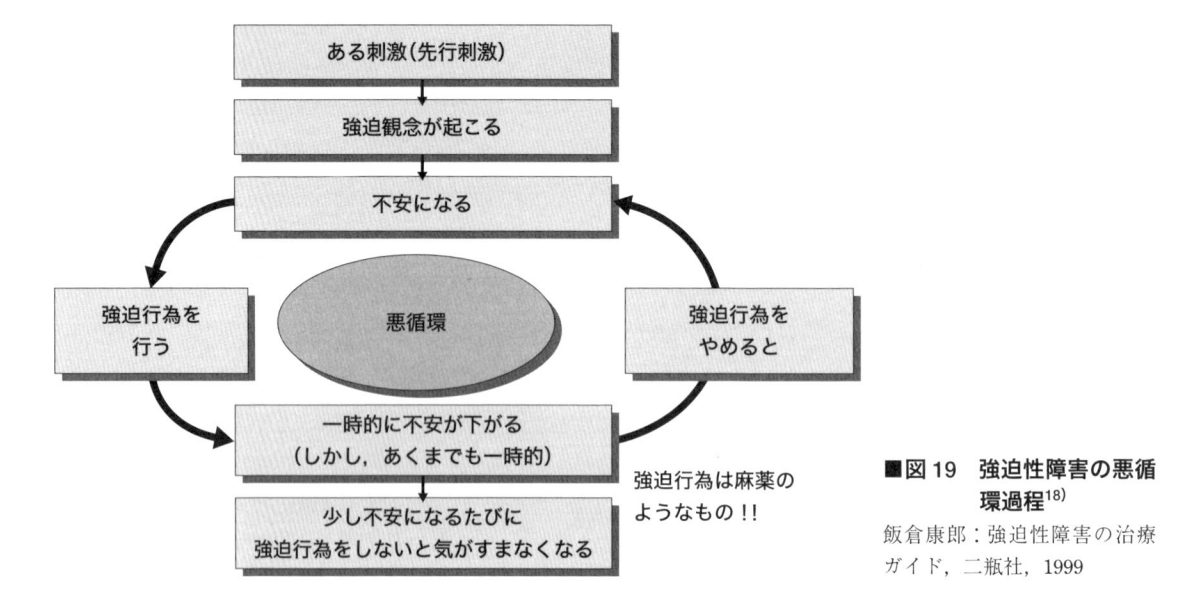

■図19 強迫性障害の悪循環過程[18]
飯倉康郎：強迫性障害の治療ガイド，二瓶社，1999

為をしない状態を続けると，時間とともに不安が軽減していくことを体験させるのである。一つ我慢できると他も我慢できるようになっていく。次第に強い不安対象へ治療を進めていく。認知療法的に「思考記録表」をつけて，自分の感情や行動を観察し，修正していく方法も行われる。

児童・青年期の症例の場合は，言語化が困難な場合も少なくないので，箱庭療法や絵画療法などの非言語的アプローチが適応なことも少なくない。

また，学齢期であるため，家族ともアプローチおよび学校との連携は不可欠であることは言うまでもない。

文献

1) American Psychiatric Association：Diagnostic and Statistical Manual of Mental Disorders, 4th edition（DSM-Ⅳ）. American Psychiatric Association, Washington, DC, 1994（高橋三郎，大野 裕，染矢俊幸訳：DSM-Ⅳ. 精神疾患の診断・統計マニュアル．医学書院，東京，1996）

2) 本城秀次：小児の強迫性障害．臨床精神医学講座，第5巻 神経症性障害・ストレス関連障害，pp362-371，中山書店，1997

3) Rapoport JL：The neurobiology of obsessive compulsive disorder. JAMA；260：2888-2890, 1988

4) Toro J, Cervera M, Osejo E, et al：Obsessive-compulsive disorder in childhood and adolescence. A clinical study. J Child Psychol Psychiatry；33：1025-1037, 1992

5) Flament MF, Whitaker A, Rapoport JL, et al：Obsessive compulsive disorder in adolescence. An epidemiological study. J Am Acad Child Adolesc Psychiatry；27：764-771, 1988

6) Douglass HM, Moffitt TE, Dar R, et al：Obsessive compulsive disorder in a birth cohort of 18-yaer-old. Prevalence and predictors. J Am Acad Child Adolesc Psychiatry；34：1424-1431, 1995

7) 大井正己：強迫性障害．現代児童青年精神医学，pp263-274，永井書店，2002

8) 竹内直樹：強迫性障害．臨床精神医学講座，第 11 巻 児童青年期精神障害，pp210-220，中山書店，1998
9) 高橋克朗：病因と病態生理（強迫性障害）．臨床精神医学講座，第 5 巻 神経症性障害・ストレス関連障害，pp329-361，中山書店，1997
10) Carey G, Gottesman II：Twin and family studies of anxiety, phobic and obsessive disorders. Anxiety；New Research and Changing Concepts, Klein DF, et al（ed），pp117-136, Raven Press, New York, 1981
11) Bellodi L, Sciuto G, Diaferia G, et al：Psychiatric disorders in the families of patients with obsessive-compulsive disorder. Psychiatry Res；42：111-120, 1992
12) 北林百合之介，多賀千明，吉田卓史他：強迫性障害の病因―生物学的病因―．日本臨床（別冊　精神医学症候群Ⅰ），434-437, 2003
13) Saxena S, Brody AL, Schwartz JM, et al：Neuroimaging and frontal-subcortical circuitry in obsessive-compulsive disorder. Br J Psychiatry；173（Suppl 35）：26-37, 1998
14) 成田善弘：女性の強迫神経症について．臨床精神病理 3 巻 1 号：53－64，1982
15) 成田善弘：病因と精神病理（強迫性障害）．臨床精神医学講座，第 5 巻 神経症性障害・ストレス関連障害．pp317-328，中山書店，1997
16) Kaplan I, Sadok BJ, Greb JA：Synopsis of Psychiatry. Williams & Willkins, Bartimore, 1996（井上令一，四宮滋子：臨床精神医学テキスト．医学書院，東京，1996）
17) Goodman WK, McDougle CJ, Barr LC, et al：Biological approaches to treatment-resistant obsessive compulsive disorder. J Clin Psychiatry；54（Suppl 6）：16-26, 1993
18) 飯倉康郎：強迫性障害の治療ガイド，二瓶社，大阪，1999

VI. 外傷後ストレス障害（PTSD）

A PTSDとはどんな病気なのか

1. PTSDの概要

　外傷後ストレス障害（Posttraumatic Stress Disorder：PTSD）とは，誰も耐えられないような大きな心理的ストレスのあと，再体験，回避，覚醒亢進という三主徴を中心とする特異的な症状が出現するものである。PTSDを発症させるような外傷体験とは，戦争，災害，激しい事故，悲惨な事件などの誰にでも大きな苦悩を引き起こすような出来事である。

　三主徴とは，①その外傷体験を覚醒時の思考・フラッシュバックや夢で再体験すること，②その外傷体験を思い起こさせるようなことを持続的に回避し，そのようなことに対する反応性の麻痺があること，③持続的な覚醒亢進状態である。PTSDに随伴してみられる症状としては，抑うつ，不安，注意集中困難などが多い。

2. 診　断

　DSM-IV[1)]によるPTSDの診断基準を**表19**に示す。DSM-IVでは，再体験，回避，覚醒亢進という三主徴が1ヵ月以上持続することとしている。症状持続が1ヵ月以内の場合は，急性ストレス障害という診断になる。PTSDの症状の持続期間が3ヵ月未満の場合には急性とし，3ヵ月以上の場合は慢性と特定する。また，症状の始まりがストレス因子から少なくとも6ヵ月以上の場合には発症遅延と特定する。

■表19　外傷後ストレス障害 PTSD（DSM-Ⅳ）[1]

A．患者は，以下の2つが共に認められる外傷的な出来事に曝露されたことがある．
　1）実際にまたは危うく死ぬか重傷を負うような出来事を，1度または数度，または自分または他人の身体の保全に迫る危険を，患者が体験し，目撃し，または直面した．
　2）患者の反応は強い恐怖，無力感または戦慄に関するものである．
　　注：子どもの場合はむしろ，まとまりのないまたは興奮した行動によって表現されることがある．
B．外傷的出来事が，以下の1つ（またはそれ以上）の形で再体験され続けている．
　1）出来事の反復的で侵入的で苦痛な想起で，それは心像，思考，または知覚を含む．
　　注：小さい子どもの場合，外傷の主題または側面を表現する遊びを繰り返すことがある．
　2）出来事についての反復的で苦痛な夢．
　　注：子どもの場合は，はっきりとした内容のない恐ろしい夢であることがある．
　3）外傷的な出来事が再び起こっているかのように行動したり，感じたりする（その体験を再体験する感覚，錯覚，幻覚，および解離性フラッシュバックのエピソードを含む，また，覚醒時または中毒時に起こるものを含む）．
　　注：小さい子どもの場合，外傷特異的な再演が行われることがある．
　4）外傷的出来事の1つの側面を象徴し，または類似している内的または外的きっかけに曝露された場合に生じる，強い心理的苦痛．
　5）外傷的出来事の1つの側面を象徴し，または類似している内的または外的きっかけに曝露された場合の生理学的反応性．
C．以下の3つ（またはそれ以上）によって示される（外傷以前には存在していなかった）外傷と関連した刺激の持続的回避と，全般的反応性の麻痺．
　1）外傷と関連した思考，感情または会話を回避しようとする努力．
　2）外傷を想起させる活動，場所または人物を避けようとする努力．
　3）外傷の重要な側面の想起不能．
　4）重要な活動への関心または参加の著しい減退．
　5）他の人から孤立している，または疎遠になっているという感覚．
　6）感情の範囲の縮小（例：愛の感情を持つことができない）．
　7）未来が短縮した感覚（例：仕事，結婚，子ども，または正常な一生を期待しない）．
D．（外傷以前には存在していなかった）持続的な覚醒亢進症状で，以下の2つ（またはそれ以上）によって示される．
　1）入眠または睡眠維持の困難．
　2）易刺激性または怒りの爆発．
　3）集中困難．
　4）過度の警戒心．
　5）過剰な驚愕反応．
E．障害（基準B，C，およびDの症状）の持続期間が1ヵ月以上．
F．障害は，臨床的に著しい苦痛または，社会的，職業的または他の重要な領域における機能の障害を引き起こしている．

◆該当すれば特定せよ：
　急性：症状の持続期間が3ヵ月未満の場合．
　慢性：症状の持続期間が3ヵ月以上の場合．
◆該当すれば特定せよ：
　発症遅延：症状の始まりがストレス因子から少なくとも6ヵ月の場合．

American Psychiatric Association：Diagnostic and Statistical Manual of Mental Disorders, 4th edition (DSM-Ⅳ). American Psychiatric Association, Washington, DC, 1994（高橋三郎，大野　裕，染矢俊幸訳：DSM-Ⅳ．精神疾患の診断・統計マニュアル．医学書院，東京，1996）

B PTSDの基本的事項―歴史，疫学，病因―

1. 歴　史

　PTSDに類似した症状は，19世紀後半より「外傷神経症」「戦争神経症」などとして取り上げられていた。第一次・第二次世界大戦後には，「戦闘疲弊症候群」「強制収容所症候群」などの同様の病態が報告されている[2,3]。

　1970年代になり，ベトナム戦争帰還兵の社会的不適応，レイプ被害者の重篤な後遺症，被虐待児症候群などの問題に社会的関心が高まった結果，1980年にDSM-Ⅲにおいて初めて疾患概念として記載されることになった。その後，欧米においては心理学的研究や生物学的研究が急速に発展していった[2,3]。

　ところが，わが国ではPTSDは当初からほとんど関心を呼ばなかった。それが専門家だけでなく一般市民の注目を一気に集めることになったのは，1995年1月に起きた「阪神・淡路大震災」と同年3月に起きた「地下鉄サリン事件」である。それ以後，わが国においても自然災害や人的災害における被害者の心のケアの重要性に関心が向けられるようになっていったのである。

2. 疫　学

　DSM-Ⅳによると，地域における調査では，PTSDの生涯有病率は1～14％の幅があることが示されている。外傷的出来事を体験した高い危険率をもつ集団（たとえば，戦闘を経験した退役軍人，火山の噴火または暴力犯罪の犠牲者など）の研究では，有病率は3～58％になっている[1]。

　PTSDはどの年代にも出現しうるが，外傷的体験に出会う可能性が高い若年成人にもっとも有病率が高い。もちろん，子どももPTSDに罹患することがある。後述するが，DSM-Ⅳでは子どものPTSDについての記載が大幅に増えている。

3. 病　因

1）心理的要因

　外傷的な出来事に遭遇したとしても，すべての人がPTSDを発症するわけではない。したがって，実地臨床では，外傷的出来事以前に個人に存在した生物学的要因（個人の脆弱性など），心理的要因，および外傷後に生じた出来事も考慮すべきである。近年では，外傷的出来事の強さだけでなく，外傷体験に対する個人の主観的意義も大きく関連していると考えられるようになっている[4]。

　PTSDの発症率が高くなる因子としては，①外傷的出来事の強度，②性別（女性に多い），③遺伝的素因，④精神疾患の既往，⑤性格傾向，⑥過去の心的外傷歴，⑦養育環境，知的レベル，⑧心的外傷体験時の精神麻痺と解離体験の存在，などが挙げられる。

一方，防御因子としては，①知的機能のレベルの高さ，②性格的強靱さ，③過去にストレスにうまく対応した経験・訓練，④家族やコミュニティーのソーシャル・サポートなどである[2,4]。

2）生物学的要因

当初PTSDはいわゆる心因反応の範疇の疾患であり，本人の自覚的訴えに基づいた心理症状とみなされていた。ところが，PTSDの生物学的研究が発展し，さまざまな生物学的異常が報告されるにつれ，一つの疾患概念として確立していったのである。すなわち，従来心因反応は精神的原因によって生ずる状態であるから，器質的異常はなく，環境が整い時間がたてば自然に回復すると考えられていたが，ストレスによってなかなか回復しがたい生物学的異常が出現するという知見が得られたわけである。この事実は，これまで心因性，内因性，外因性という3分類によって精神疾患をとらえてきた精神医学界に，コペルニクス的転回を迫るものであった。

これまで報告された生物学的異常について**表20**[2]に示した。特に注目を集めたのは，MRI（magnetic resonance imaging）における海馬の萎縮とPET（positron emission tomography）におけるフラッシュバック中の扁桃体，および近接領域の賦活という画像所見である。ただし，現在ではMRIにおける海馬の萎縮は，発症前から存在していた可能性が示唆されている。

C 小児のPTSDはどんな症状が出るのか

1. DSM-Ⅳの記載

先に述べたように，DSM-Ⅳでは子どものPTSDの記載が大幅に増えている。**表19**に示した診断基準の中にも，子ども特有の症状が記載されている。また，本文中にも次のような記載がなされている[1]。

「小さい子どもの場合，その出来事の苦痛な夢が数週間のうちに，怪物，救援者，または自分や他人に対する脅威などの般化した悪夢に変化することがある。小さい子どもは通常，自分たちが過去を再演しているという感覚をもたない。むしろ，外傷の再演が，反復的な遊びを通して起きることがある（たとえば，激しい自動車事故にあった子どもが，おもちゃの自動車を使って衝突を繰り返し再現し続ける）。子どもが重要な活動分野での興味の減退や，感情の制限を報告することは難しく，こうした症状については両親，教師，および他の観察者からの報告に基づいて注意深く評価しなければならない。子どもの場合，短縮した未来の感覚は，大人になるには人生があまりにも短すぎるという確信として現れることがある。"縁起担ぎ"，すなわち未来の不吉な出来事を予見する能力を信じ込むこともある。子どもたちは，胃痛や頭痛などのさまざまな身体症状を示すことがある。」

2. 子ども特有の症状

井出[5]は，子ども特有のPTSD症状を以下のように記載している。

■表20 PTSDの神経生物学的異常[2]

精神生理学的異常	心的外傷刺激に対する生理学的反応（心拍数，血圧）亢進 非トラウマ刺激（音）に対する生理学的反応亢進 睡眠時間と睡眠効率の低下 REM睡眠密度の上昇 事象関連電位の低下 　標的刺激に対するP3の低下 　P1の馴化低下 　P2の低下パターン
神経ホルモン系異常	ノルアドレナリン系 　24時間尿中カテコールアミン分泌亢進 　血小板α_2アドレナリン受容体結合能の低下 　yohimbine投与でパニック発作とフラッシュバック誘発，血漿MHPG上昇 セロトニン（5HT）系 　血小板セロトニン（5HT）再取り込みの低下 　選択的セロトニン再取り込み阻害薬（SSRI）の有効性 視床下部—下垂体—副腎皮質系 　尿中および血漿コルチゾール値低下 　dexamethasone投与による過剰抑制 　髄液中コルチコトロピン放出因子（CRF）の増加 　リンパ球グルココルチコイド受容体の増加 　CRFに対するACTH反応性の低下 視床下部—下垂体—甲状腺系 　血中甲状腺ホルモン（T3）の上昇 内因性オピオイド 　心的外傷関連刺激に対するオピオイドの増強（naloxoneで可逆）
画像診断	海馬容積減少（MRI） フラッシュバック中の扁桃体および近縁領域の賦活（PET）

飛鳥井望：BiopsychosocialモデルとしてのPTSD．臨床精神医学講座，S6巻 外傷後ストレス障害（PTSD），pp19-40，中山書店，2000

1）再体験のカテゴリーに入る反応

①外傷を再現する遊び
②出来事に関連する刺激を極端に怖がる
③出来事を繰り返し話題にする
④怖い夢（出来事に関する夢の場合もあれば，関連のない怖い夢の場合もある）

2）回避のカテゴリーに入る反応

①出来事を体験した場所に近づくことを嫌がる
②出来事が話題になることを嫌がる
③友だちの中にとけ込みにくい
④不登校
⑤好きな遊びも楽しめない

3）覚醒亢進のカテゴリーに入る反応

①寝つきが悪い，夜間すぐに目覚める
②いらいらしている
③集中力がなく落ち着きがない
④怒りっぽい

4）その他

①暗いところを怖がる
②ひとりで眠れない
③親のそばから離れようとしない
④自分でできることでもして欲しがる
⑤身体症状の訴え（頭痛，腹痛など）
⑥夜尿など排泄の失敗
⑦乱暴な遊びが増える
⑧学業不振

また，モナハン[6]は年齢別にみた子どもの反応を**表21**のように記載している。再体験，回避，覚醒亢進の三主徴は成人と同様に認められるが，各年齢によってさまざまな形で現れることを知っておく必要がある。

D 症例呈示

【症例I】：男子，初診時8歳10ヵ月，小学3年生（詳細は「子どものうつ病―見逃されてきた重大な疾患―」[7]参照）

【主症状】：急激に出現する不安発作，フラッシュバック

【家族歴・生育歴】：父親（35歳，公務員）は真面目，内向的な性格。母親（36歳，パート勤務）は几帳面，温和な性格。1人っ子である。Iは内向的な性格であるが，スポーツは得意で，少年野球チームで活躍していた。

【現病歴】：小学校3年生の10月頃から学校場面の同じ状況で，強い不安発作が出現するようになった。毎日，朝のホームルームと給食の時間帯に限定して，突然心臓がドキドキし，呼吸が荒くなり，めまいが出現し，手，足，それから身体全体の震えに発展していく。5分くらいで発作の強さは頂点に達し，全体は10分くらいで治まることが多い。次第に，ホームルームや給食の時間が近づくと，「また発作が起きるのではないか」と考えてしまうようになった。発作が起きると，感覚が過敏な状態に陥り，クラス内の話し声が急に大きく聞こえ出したり，周囲の情景が変容したりしたように感じてしまうという。

さらに家でも，夜寝る前にベッドで翌日の学校のことを考えていると，心臓がどきどきし，呼

■表21　年齢別にみた反応[6]

●2歳半まで
夜中に目が覚める．大きな音，耳慣れない音への驚愕反応．出来事を思い出させるような状況を避ける，あるいはそうした状況に出会うと驚愕反応を示す．トイレのしつけがうまくいかない．ぐずる．泣きわめく．強情になる（わがままになる）．分離不安．身体を硬直させる．すでに獲得した言葉や運動の能力を失う．引きこもり．行動や遊びに外傷の記憶がはっきりと現れる．

●2歳半から6歳まで
出来事を繰り返し話題にする．外傷のイメージの侵襲的な回想．退行（特に年齢が低い場合）．分離不安．睡眠障害（悪夢，驚愕など）．不安や恐怖の表現（外傷に関連のないものも含む）．引きこもり．無口．集中力の低下．外傷体験を再現する遊び．活動への関心の低下．身体症状．出来事の混乱した理解．魔術的な解釈．

●6歳から11歳まで
外傷的な出来事を繰り返し語る．不安や恐怖の明瞭な表出．具体的なものに対する恐怖の出現．出来事の再現．同じことが起きるのではないかという不安．退行．侵襲的な外傷イメージの想起．集中力の低下．攻撃的な態度．興味の減衰．睡眠障害．引きこもり．身体症状．自罰的な理解．行動・気分・性格の変化．トイレの失敗．親の反応への過敏．

●11歳から18歳まで
外傷の再現（逸脱した行動）．恥．罪責感．低い自己評価から距離をおく．代償的な活動性の亢進．内閉．事故多発．睡眠．摂食の障害．イメージの侵襲的回想．人間関係のもち方の変化．大人になり急ぐ．逆に家庭への引きこもり．

Monahan HC：Children and Trauma. Macmillan, New York, 1995（青木　薫訳：傷ついた子どもの癒し方．講談社，東京，1995）

吸が荒くなり，手，足，身体全体が震え出すという発作が生じるようになった．また，同じ頃から，友だちと外で遊ぶことをしなくなり，野球の練習も休みがちになった．外で遊んでいるときに，不安発作が起きたらどうしようと考えてしまうという．食欲も減退し，好物もあまり食べなくなった．学校の宿題もする気力が出ず，無理に宿題をやらせると，学校のことを思い出して不安発作が出現してしまうようになった．また，音に過敏な状態となり，父親が母親に少し大きな声を出したりすると，からだを震わせておびえるようになった．10月末からはついに学校へ行くことができなくなってしまった．学校を休んで家にいても，不安発作は毎日出現し，テレビや漫画も楽しめず，日に日に元気がなくなっていく状態になったため，12月初旬，当科を受診した．

【初診時所見】：不安発作の性状はパニック発作であり，予期不安，広場恐怖を伴うことから，パニック障害の診断基準は満たすと考えられた．また，同時に，気力低下，集中力低下，興味関心の喪失，食欲低下などの症状を中心とした軽度の抑うつ状態も合併していた．しかし，学校場面における不安発作がいつも同じ状況で出現していることから，不安発作が初めて出現した頃の状況を聞いていくと，次のようなことが明らかになった．小学3年生になって，クラス替えがあった頃から同じクラスの男子生徒4〜5人からいじめを受けるようになった．初めは悪口をいわれたり，仲間はずれにされたりすることが中心であったが，9月頃からトイレに連れ込まれて蹴られたり，「お前なんか死んでしまえ」と怒鳴られたりするようになってきたという．ホームルームと給食の時間は，いじめっ子たちと同じグループで行動しなければならないため，不安がつのってしまうのだという．以上のことが明らかになった時点で，もう一度症状を確認してみると，夜

寝る前にベッドの中で不安発作が出現しているときには，目の前にいじめっ子たちから蹴られている情景が見え，「死んでしまえ」という声が聞こえてくるのだという。また，最近では，しばしばいじめられている悪夢を見て，深夜に目覚めるようになってきた。不登校は明らかにいじめからの回避行動と考えられるため，症状レベルでは PTSD の診断基準も満たすと考えられた。

【治療経過】：初診時の段階で，上記のようないじめの状況が明らかになったため，両親と担任教師が話し合い，今後の対応を検討した。担任教師は精力的に動き，いじめっ子およびその親たちと熱心に話し合い，クラス全員でも何回か話し合いがもたれた。I 自身に対しては，薬物療法として選択的セロトニン再取り込み阻害薬（SSRI）であるフルボキサミン 25 mg/日から始めた。1週後には大きな不安発作はなくなり，特に副作用もみられなかったため，フルボキサミン 50 mg/日に増量し，それを維持量とした。2 週後からは家ではすっかり元気になり，テレビも漫画も楽しく見ることができるようになった。治療開始 3 週後の冬休み直前に，思い切って登校したところ，クラスメイトから歓迎を受けて，とてもうれしく自信になったという。冬休み中も本来に近い状態で経過し，3 学期からはまったく問題なく登校を続けている。薬物療法は 6 ヵ月間継続した後，中止した。その後は問題なく経過している。

■ 症例 I の小括

本症例は，臨床症状としては，パニック障害，軽症うつ病，PTSD それぞれの診断基準を満たす状態であった。その背景には，クラスメイトからの激しいいじめが存在した。いじめを受けた子どもたちの中には，本症例と同様の症状をもつ事例が少なくないのではないだろうか。パニック障害，うつ病，PTSD のいずれの病態も，悪循環を形成しやすく，放置しておくと，重症化，難治化する可能性があると思われる。本症例においても，不登校に陥って，いじめの直接の被害は受けなくなったにもかかわらず，パニック障害，うつ病，PTSD の諸症状は，決して軽減することなく持続し，むしろ次第に悪化する様相をみせた。本症例に対して，症状レベルでは SSRI であるフルボキサミンが奏効したと考えられるが，その背景には担任教師の精力的な尽力があったことは言うまでもないことである。

E PTSD の治療

1. 基本的な理解

まず，子どもは目の前で起きた外傷的な出来事をきちんと認識することができていない可能性があることを知るべきである。もちろん，それをうまく言語化することもできないことが少なくない。想像を絶する恐怖，不安，戦慄の体験は，その子どもに応じた形で体験される。それに対する反応も十人十色である。

自分が生きている現実に対する基本的信頼感や，安心感が根底から揺らいでしまう子どももいる。無力感に打ちひしがれ，無念さにさいなまれる子どももいる。PTSD の症状だけでなく，抑

うつ的になったり，不安になったり，落ち着きがなくなったりする子どももいる。自分が被害者なのに，自分を責めてしまう子どももいる。

PTSDの主症状である再体験は，このような外傷後の情動を強めると同時に，自らをコントロールできないという感覚を子どもに繰り返し与える。このような自己評価の低下，自己の存在に対する疑惑は，その後の自我同一性の獲得にさまざまな影響を残すことになる。外傷直後は，特に問題はなくても，青年期あるいはそれ以降に，何かがきっかけとなって過去の記憶が子どもたちを苦しめることもあるかもしれない。それゆえ，PTSDと診断されうるか否かを問わず，外傷となりうる出来事を体験した子どもには十分な配慮が必要である[5]。

2. 日常的なレベルにおける基本的なかかわり

井出[5]は，日常的なレベルにおける基本的なかかわりとして，以下の5点を挙げている。
①子どもたちにかかわる時間を増やす
②子どもたちが語ることにしっかりと耳を傾ける
③子どもが感情を表現する機会を与え，感情をしっかりと受けとめる
④子どもらしい活動，遊びを保証する
⑤ストレスへの反応を教える

近年，PTSDの精神療法的アプローチとして，認知行動療法，催眠療法，デブリーフィングなどさまざまな方法が取り上げられているが，まずは，上記のような常識的なアプローチがもっとも重要である。子どもと信頼関係を確立し，安心感を与え，受容していくことが，すべての精神療法的アプローチの基本に存在するのである。

3. 精神療法的アプローチ

支持的精神療法が基本になるが，子どもの場合，言葉で表現するのが困難なことが少なくないので，遊戯療法や絵画療法などの非言語的アプローチを併用していく場合もある。ただし，言葉による面接においても，非言語的技法による面接においても，外傷的な出来事を回想することが再体験となって，新たな外傷体験となる可能性があることを常に配慮しておく必要がある。

外傷体験が語られたり，別の形で表現されたりしたら，よく語ってくれたことを称え，それを受容し，そのときの感情や思考や行動を十分評価することが重要である。可能であれば，それにプラスの意味づけをし，不安が生じたときの対処法などをともに考えていく。

また，子どもが安定してきたら，グループで話し合いの場をもつことが有効な場合がある。ただ，この場合も外傷体験を早急に話題にしない配慮が必要である。同じ体験をもつ子どもたちが集まり，話し合いや遊びの場をもつことができると，感情を共有することができ，孤立感を防ぐことが可能になる。また，どのように考え，行動していくかというコーピングの能力を高めることにもなる[5]。

家族の支援も不可欠である。子どもが外傷となる出来事を体験した場合，親もまた非常につらい立場にある。家族も同時に支えていかなければならないことは，言うまでもない。家族の子

もへのかかわりが，子どもの安定にもっとも大きな影響を与えるからである．前述したグループ療法において，家族同士が互いに語り合ったり，支え合ったりすることもきわめて重要なことである．

4. 薬物療法

　薬物療法だけでPTSDの症状をすべて改善することはできないが，不安や抑うつを軽減する目的で使用する価値はある．子どものPTSDにはSSRIが第一選択薬である．児童・青年期のうつ病に対してパロキセチンが情動不安定や自傷行為を増加させる可能性があるという「警告」が出ているため，PTSDに対しても同様の注意が必要であると思われる．したがって，わが国では小児のPTSDに対してはフルボキサミンが第一選択薬である．ただし，小児のうつ病の項で述べたように，他の抗うつ薬においても同様の注意は必要である．

　その他の薬物として，三環系抗うつ薬のイミプラミンとアミトリプチリンの有効性が確認されている．副作用に注意をしながら使用する必要がある．また，ベンゾジアゼピン系抗不安薬も有効な場合があるが，依存性の問題があるので，安易な使用には注意が必要である．

文　献

1) American Psychiatric Association：Diagnostic and Statistical Manual of Mental Disorders, 4th edition（DSM-Ⅳ）. American Psychiatric Association, Washington, DC, 1994（高橋三郎，大野　裕，染矢俊幸訳：DSM-Ⅳ．精神疾患の診断・統計マニュアル．医学書院，東京，1996）

2) 飛鳥井望：BiopsychosocialモデルとしてのPTSD．臨床精神医学講座，S6巻 外傷後ストレス障害（PTSD），pp19-40，中山書店，2000

3) 大塚俊弘，中根允文：精神科診断学体系におけるPTSD概念の位置づけ．臨床精神医学講座，S6巻外傷後ストレス障害（PTSD），pp3-17，中山書店，2000

4) Kaplan I, Sadok BJ, Greb JA：Synopsis of Psychiatry. Williams & Willkins, Bartimore, 1996（井上令一，四宮滋子：臨床精神医学テキスト．医学書院，東京，1996）

5) 井出　浩：子どもの外傷後ストレス障害．臨床精神医学講座，第11巻 児童青年期精神障害，pp238-248，中山書店，1998

6) Monahan HC：Children and Trauma. Macmillan, New York, 1995（青木　薫訳：傷ついた子どもの癒し方．講談社，東京，1995）

7) 傳田健三：子どものうつ病—見逃されてきた重大な疾患—．金剛出版，東京，2002

あとがき

　本文中にも述べたが，札幌市，千歳市，岩見沢市の一般の小・中学生を対象とした「子どものうつの実態調査」では，わが国の小・中学生の中に抑うつ傾向がかなりの割合で見られるという衝撃的な結果となった。さらに驚いたことは，今回の調査をきっかけに，本人自身からあるいはご家族から相談・受診の依頼がきわめて多数寄せられたことである。

　多くの患者さんを診察して感じたことは，本人自身もご家族も子どもの不調に気づいていても，どこに相談してよいかわからなかった，あるいは小児科や精神科を受診したが問題ないと言われたという方が圧倒的に多かったことである。

　子どもの精神科の疾患は，確かに見分けにくいところはあると思う。子どもは自分の精神的不調をうまく言葉で表現できないことがその理由の一つである。しかし，それは身体疾患も同じである。その疾患の特徴をよく知っていれば，精神疾患の診断もそれほど困難ではないと筆者は思っている。精神科の疾患は一度典型的な症例を経験すると，二度と忘れることがないことが特徴だからである。

　本書で取り上げたうつ病や不安障害は，診断さえつけばある程度治療の道筋が見えているものが多い。しかし，適切な治療が行われなければ，大人になって再発したり，他のさまざまな障害を合併したり，対人関係や社会生活における障害が持ち越されてしまう場合も少なくないのである。適切な診断がもっとも有効な予防ということが言えるかもしれない。

　本書が多少とも小児科，児童青年精神科，一般精神科の臨床に取り組んでいる方々の参考となり，うつ病や不安障害で悩む子どもおよび家族のためにお役に立つことができれば望外の喜びである。

2006 年 5 月

傳田　健三

索　引

あ
アルコール依存　14

い
いじめ　43
遺糞　101
イミプラミン　84
意欲・気力の減退　17
因子分析　36
インターフェロン　26

う
うつ病治療の7原則　45

え
疫学調査　6
易疲労感　18, 19

お
落ち着きのなさ　20

か
外傷後ストレス障害（PTSD）　24, 69, **110**
海馬の萎縮　113
回避　110
回避性人格障害　89
覚醒亢進　110
家系研究　9
家族への援助　45, **56**
カットオフ・スコア　35
合併症状　24
過眠　20
からだのだるさ　17, 21
カルバマゼピン　25, 34

き
気分（感情）の障害　22
気分障害　101
気分ノート　**49**, 86

気分変調性障害　13, 23, 30
急性ストレス障害　25
強迫観念　99
強迫行為　99, 107
強迫神経症　102
強迫性障害　4, 24, 69, **99**
興味・関心の減退　17, 22
興味または喜びの喪失　18
気力・意欲の減退　18, 22

く
クッシング症候群（Cushing syndrome）　26
クロナゼパム　106
クロミプラミン　84, 106

け
決断困難　18
幻覚妄想状態　24
限局型　92
現代社会　61

こ
降圧剤　26
行為障害　14, 23, 24
交感神経　62
膠原病　26
甲状腺疾患　26
行動制止　18
行動療法　99, 107
広汎性発達障害　70

さ
罪業妄想　23
罪責感　18
再体験　110
再発　13
再発防止　45, **59**
細胞内情報伝達系における異常仮説　8
催眠療法　118

三環系抗うつ薬　8, **52**, 84, 97, 106

し
四環系抗うつ薬　52
思考記録表　49, 98, 108
思考の障害　22
自己完結型　103
自己視線恐怖　94
自己臭恐怖　94
自殺　14
自殺企図　19, 23
自殺念慮　18
支持的精神療法　98
自傷行為　19, 23
実態調査　5
時点有病率　6
自動思考　49, 50
シナプス　51
死別反応　25, 26
社会恐怖　24, 88
社会的要因　8
社会不安障害　24, 69, **88**, 101
社会復帰への援助　45
若年周期精神病　25
醜形恐怖　94
執着気質　11
執着性格　9, 12, 58
集中困難　18
集中力の低下　17, 22
重複うつ病　13
熟眠障害　20
小うつ病　14
小うつ病性障害　23
生涯有病率　6
焦燥感　18
常同運動障害　101
衝動性　23
初回面接　42, 45
食欲亢進　20
食欲障害　17, 18, 19, 44
食欲の変化　21

124 索　引

自律神経機能　62
心因性抑うつ状態　21
人格障害　6
心気妄想　23
神経症　69
神経性大食症　24, 101
神経性無食欲症　24, 101
神経伝達物質　52
心臓神経症　78
身体疾患に伴ううつ　26
身体症状　21, 43
心理教育　83, 96, 105
心理的要因　8

す

睡眠障害　16, 18, 19, 20, 44
睡眠リズム障害　24
ステロイド　26

せ

性格-状況反応型うつ病　11
性差　6
正常な強迫現象　100
精神交互作用　86
精神分析　102
精神療法　45, 69, 85, 97
生物学的要因　8
赤面恐怖　94
摂食障害　4, 24, 31, 101
セロトニン　8
選択的セロトニン再取り込み阻害薬（SSRI）　45, 69, 83, 99
選択的セロトニン・ノルアドレナリン再取り込み阻害薬（SNRI）　45, 54, 97
全般型　92
全般性不安障害　6

そ

双極性障害（躁うつ病）　7, 13, 23, 32, 101
双生児研究　9
早朝覚醒　20

た

大うつ病性障害　6, 12, 23, 28, 101
怠学　23
代謝性疾患　26
対人恐怖症　88, 94
多因子遺伝疾患　11
多動　20
単なる落ち込み　16

ち

地下鉄サリン事件　112
チック　101
注意欠陥多動性障害（AD/HD）　24
中核症状　16, 18
中途覚醒　20

て

適応障害　25
適応的思考　49, 50
デブリーフィング　118
てんかん　26

と

登園拒否　72
統合失調後抑うつ　24
統合失調症　24, 70
頭部外傷　26
トゥレット障害　101
ドーパミン　8

な

内因性うつ病　12
内分泌疾患　26

に

二次症状　18
日内変動　17, 19, 21
入眠障害　20
認知行動療法　86, 98, 118
認知療法　45, **48**

の

脳炎　26
脳腫瘍　26
ノルアドレナリン　8

は

排泄障害　101
曝露反応妨害法　107
発達的儀式行動　100
パニック障害　6, 24, 69, **78**, 101
パニック発作　78
バルプロ酸　25, 34
パロキセチン　53, 55, 83, 97, 106
反社会的人格障害　14
阪神・淡路大震災　112
反復性うつ病　13

ひ

悲哀反応　21
引きこもり　4, 19, 23, 27
非定型抗精神病薬　106
病前性格　9
病前性格-発病状況論　11
広場恐怖　70, 78
貧困妄想　23

ふ

不安障害　4, 69, 101
不安神経症　78
副交感神経　62
物質依存　6
不登校　4, 23, **26**, 29, 43, 72
フルボキサミン　29, 32, **52**, 53, 83, 97, 106
フロイト　102
ブロモクリプチン　25
分離不安障害　69, **70**

へ

併存障害（合併障害, comorbidity）　24
併存症状　90

ベーチェット病（Behçet disease）
　26
ベック　48
ペラグラ　26
ベンゾジアゼピン系抗不安薬
　84, 97
扁桃体　91, 113

ほ
北斗七星　16
母子分離　76

ま
巻き込み型　103

み
ミルナシプラン　53

む
無価値感　18

め
メランコリー親和型性格　9, 11,
　12, 58

も
モノアミン欠乏仮説　8
モノアミン酸化酵素阻害薬
　（MAOI）　8
モノアミン受容体感受性亢進仮説
　8
問題解決技法　50

や
薬物依存　14, 101
薬物使用　26
薬物療法　51, 69, 83, 97, 98, 99
夜尿　101

よ
予期不安　78
抑うつ気分　17, 18, 22
予後　13
予防　59

ら
ライフイベント　10, 44

り
リスペリドン　106
リチウム　25, 34

B
BDNF　9
Birleson 自己記入式抑うつ評価尺
　度（DSRS-C）　35, 39

C
CREB　8

D
DSM-Ⅲ　3
DSM-Ⅳ　18, 70, 78, 88, 99

E
ECA 研究　6, 90

F
fMRI　102

I
ICD-10　17

L
Liebowitz Social Anxiety Scale
　（LSAS）　92
LSAS 日本語版（LSAS-J）　92

M
MRI　102, 113

P
PET　102, 113
PTSD　110

S
SLE　26
SNRI　52
SPECT　102
SSRI　45, 52, 69, 83, 97, 106

著者略歴
傳田　健三（でんだ　けんぞう）

- 1957 年　静岡県に生まれる。
- 1981 年　北海道大学医学部卒業。
- 1998 年　ロンドン大学精神医学研究所 児童青年精神医学講座，英国王立ベスレム病院（青年期病棟，摂食障害病棟）へ留学。
- 1999 年　北海道大学大学院医学研究科精神医学分野 助教授，現在に至る。

専　攻　臨床精神医学，児童青年精神医学

著訳書
『子どものうつ，心の叫び』講談社，2004
『子どものうつ病―見逃されてきた重大な疾患―』金剛出版，2002
『拒食症サバイバルガイド―家族，援助者，そしてあなた自身のために―』（ジャネット・トレジャー著：共訳）金剛出版，2000
『子どもの遊びと心の治療―精神療法における非言語的アプローチ―』金剛出版，1998

©2006　　　　　　　　　　　　　　　　第1版発行　2006 年 6 月 20 日

小児のうつと不安
―診断と治療の最前線―

（定価はカバーに表示してあります）

検印省略	著者	傳田健三

発行者　　服部秀夫
発行所　　株式会社 新興医学出版社
〒113-0033　東京都文京区本郷6丁目26番8号
電話　03(3816)2853　　FAX　03(3816)2895

印刷　三報社印刷株式会社　　ISBN4-88002-658-1　　郵便振替　00120-8-191625

- 本書および CD-ROM（Drill）版の複製権・翻訳権・譲渡権・公衆送信権（送信可能化権を含む）は株式会社新興医学出版社が保有します。
- JCLS　〈㈱日本著作出版権管理システム委託出版物〉
本書の無断複写は著作権法上での例外を除き禁じられています。複写される場合はその都度事前に㈱日本著作出版権管理システム（電話 03-3817-5670，FAX 03-3815-8199）の許諾を得てください。